JN246033

きょうの診察室

子どもたちが教えてくれたこと

山口 有紗

南山堂

はじめに

● 子どもの人への敬意

「みてー」

小児科外来の廊下で、ボールが床に転がってまだ少し動いているのをじーっと見つめながら、あるお子さんが囁きました。近づき、隣にしゃがむわたし。

「ちきゅうが、まるいから、うごいてるんだよ」

わたしは息をのみます。子どもの中に流れている時間に。そのまなざしに。それを言葉に乗せてくれる力に。「こだわりが強い」と言われている子どもさんでしたが、そこにはそのレッテルではとても測りしれない、その子の世界が広がっていました。

子ども時代に本当に必要なことは、心身の病気や障害がないことではありません。もちろん病気や障害とともにいるのは決して楽ではないけれど、それがあるかないかに関わらず、子どもたちはそれぞれがギフトをもち、それを花開かせていく権利を持った存在です。

子どもの権利条約の礎を築いた小児科医ヤヌシュ・コルチャックは、子どもを一人の独立した主体として尊重することの重要性、そして大人が子どもから学ぶことの多さを強調しています。

「……百人の子どもは百人の人間だ。それは、いつかどこかに現れる人間ではない。まだ見ぬ人間でもなく、明日の人間でもなく、すでに今、人間なのだ。小っちゃな世界ではなく、世界そのものなのだ」

「障害のある子」「病気の子」「非行少年」「問題児」「サバイバー」「不登校の子」……すべての子どもは、大人が貼ったレッテルを一瞬で消し去るような、豊かな世界を生きています。

わたしが日々診察室で出逢った子どもたちやそのご家族から教えていただいたことは数え切れません。彼らが自分の体調について伝えてくれる言葉、病気に関する質問、さらには日常の遊びや食事、一緒に暮らす人々や学校生活へのまなざしや気づき、そして、言葉にならないその表情や動き、涙、沈黙——それらすべてが、子どもたちが、病気の治療や予防接種などを受ける「受動的な存在」ではなく、いまここを生きる「主体的な存在」であることを強く教えてくれるのです。

　しかし、その豊かな世界は、毎日の忙しい生活や、大人が無意識に抱いている「子どもに対するものさし」の中で、見えにくくなりがちです。だからこそわたしは、診察室というほんの小さな場で、日々子どもたちやその周囲の方々から教えていただいたことを、ぜひみなさんと共有したいと思いました。

　子どもたちの姿にやわらかに立ち止まり、言語・非言語の「声」に耳を傾け、それをともに感じる人が増えること。それこそが、子どもたちの豊かな成長にとって、（病気の有無よりもずっと）大切なことです。さらに、その過程において、「子ども」たちだけでなく、「おとな」と呼ばれるすべての人も、自分の中に確かにある豊かな世界に気づき、それらが相互にひびきあう瞬間が訪れると、わたしは信じています。

　読者のみなさま一人ひとりが、目の前にいる誰かのこと、これまで出逢った・これから出逢う誰かのこと、そして、ご自身の中にいる豊かな「子ども」にも思いを馳せながら、本書を心地よいペースで手に取っていただけたら、これ以上の喜びはありません。

2025 年 4 月

山口有紗

参考文献
塚本智宏：コルチャックと「子どもの権利」の源流，子どもの未来社，2019.

謝 辞

　本書は、わたしが医者を始めて 5 年目の頃に、診察室で子どもやその周囲の方々から学んだことや気づきを「きょうの診察室」という形で毎日 SNS に投稿していたものをまとめたものです。この投稿が多くの方の目に留まり、「小児科オンライン」の橋本直也さん、川畑朱里さんが尽力してくださったおかげで、イオンの子育て応援サイト「KIDS REPUBLIC」で連載されることになりました。そして、「きょうの診察室」が本になることを長年願っていた中、南山堂の小池亜美さんと佃和雅子さんが、このプロジェクトにご一緒してくださいました。

　文字だけの本ではなく、お気に入りの絵本のように、ちょっと近くに置いておいたり、ふと思い出して開きたくなったりするような存在。言葉にならないいろいろなものが、アートとして表現されているような媒体。医学書の出版という枠を超えて対話を重ねる中で、たまたま、小池さんが見つけてくださった調布市のパラアートの展示会に一緒に行くことになりました。そこでのワークショップで、パラアートを応援する仕事をしている福島治さんに出逢ったことで、展示会に持ち寄られた素敵なアート作品とそれを生み出したアーティストさんとご一緒したいという願いが舞い降りてきました。福島さんのおかげで、調布市さんにもご協力いただくことができ、本書に散りばめられた様々な作品とアーティストさんたちとのコラボレーションを実現することができました。

　まさに、子どもの方たちの日々の「声」やつぶやき、ふるまい、その根底に流れる尊厳のリズムと色彩を、まるで神さまが後ろからそっと応援してくれているような偶然や必然の連続で、こうしてひとつの本が生み出されました。

　出逢った子どもとその周りの方たちをはじめ、このプロセスにいてくださるすべての方たちに、心からの敬意と感謝を申し上げます。本書と本書がまとうさまざまな光が、たくさんの方たちに届きますように。

小児科オンライン

KIDS REPUBLIC
「きょうの診察室」

本書でのいろいろな記載について

　本書では、もともとイオンのウェブサイト「KIDS REPUBLIC」に掲載していたものを、一部表記を修正してまとめています。掲載されている記事は、「KIDS REPUBLIC」のものも含め、個人情報が特定されないよう、細部を調整したり、複数の事例を、できるだけそのエッセンスを大切にしながら加工したりしています。また、「子ども」や「赤ちゃん」などの表記については、本当は「子どもの人」「子どもの方」「赤ちゃんさん」などと敬称をつけたくなるのですが、読みやすさを考慮して略式に表現しているところもあります。子どもの方や大人の方の性別について、性自認や性的指向の多様性についても認識をしながら、性別の表記を残している文章もあります。家族のあり方が、血縁や性別などによらず色々であることに想いを寄せながら、「家族」「家庭」「養育者の方」「お父さん」「お母さん」「おばあちゃん」などの表現を使っている場所もあります。本書をつくるプロセスでは、こうしたさまざまな表記の中で悩みながら、ある呼称やカテゴリによって生まれる傷つきをできるだけ減らしたいと願い、表現を選んでいきました。少し読みにくさを感じたり、古典的な表記を残している部分に違和感を感じたりされることもあるかもしれませんが、もしも気になることがあれば、南山堂さんまで、ご意見を寄せていただけると幸いです。

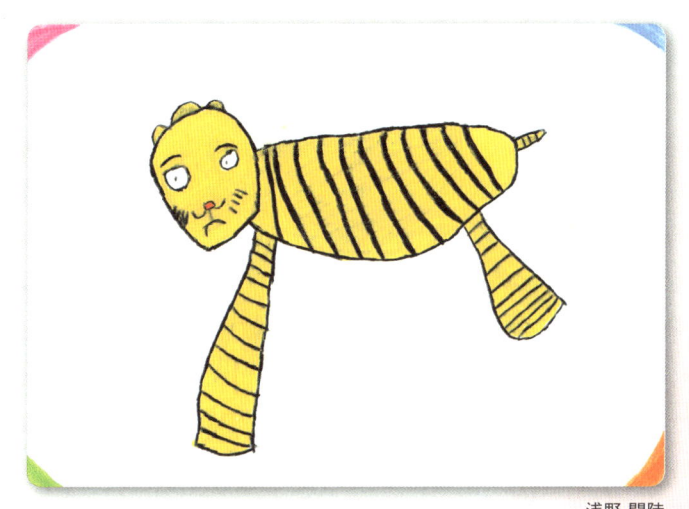

浅野 開陸

もくじ

うちゅう

青色が好きなあるお子さんと言語聴覚士さんの、
ある日のやりとりのカルテをみていました。
その子は、幼稚園でじっとしていられなかったり、輪に入れなかったり、不器用さが目立つといたことが
あり、幼稚園の先生に言われて
診察室に通ってくれるようになって、しばらくたちます。

あかいものは？　－「わかんない」

きいろいものは？　－「……」
ちいさいものは？　－「わかんない」

おおきいものは？　－「……うちゅう」
ああ、この子の見ている社会って、どんなだろう。胸がじんとしました。
尺度で測れない、点数になれない、子どもの人たちのことばと想い。

子どものもっているよさが、いっぱいに輝けるように。
自分たちの使っているものが、なにをはかっているのか、みているのか、
枠やスケールの向こうの子ども自身を見つめること、いつも忘れないようにしたいなと思います。

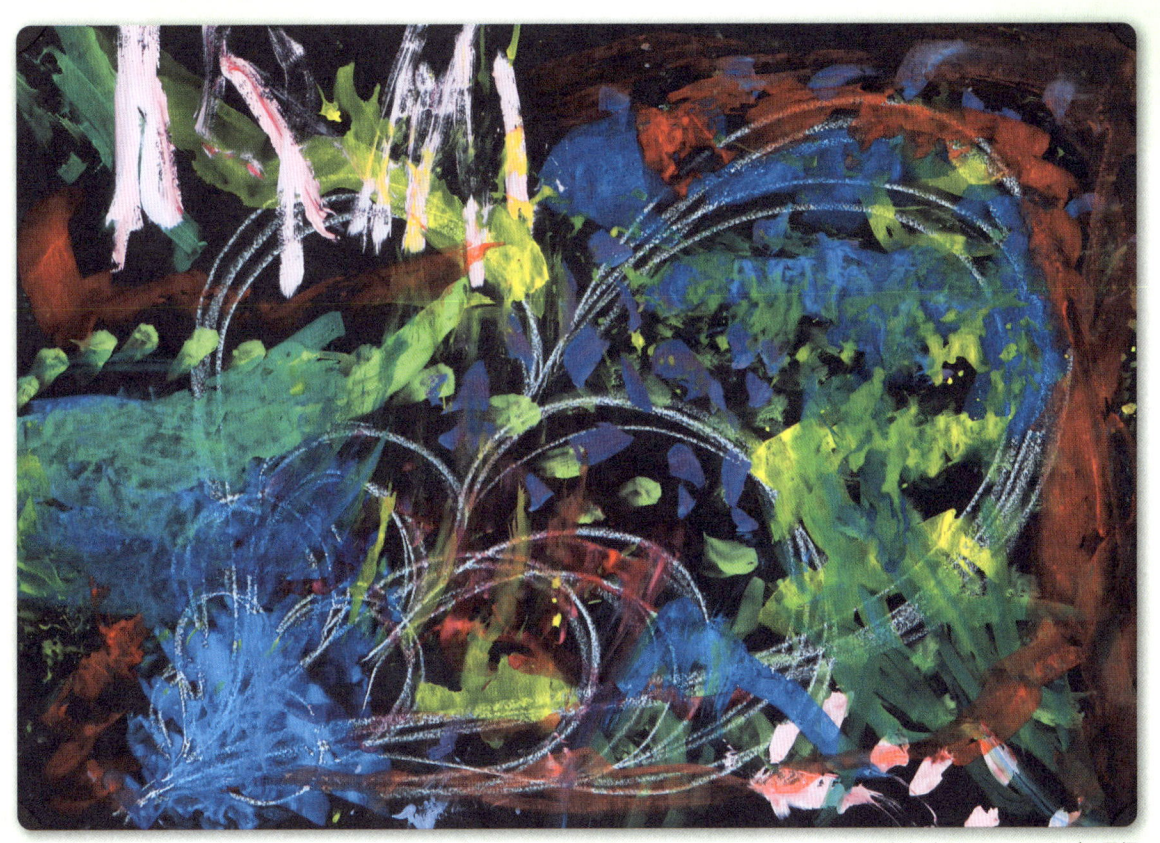

調布市デイセンターまなびや国領

きいろいぴっぴ

子どもたちはそれぞれに、自分を勇気づけるいろんな方法を知っています。
おなかが痛くて病院にきてくれたお子さん。

診察に耐えて、うるうるしながらいっしょにがんばってくれていたのですが、
ベッドにあがると、たまらなくなって号泣。
泣きながら、「きいろいぴっぴ……！」と声を絞り出します。
手には黄色いとりさんの人形。
そうか、この子はこのお守りと一生懸命お話をしながら、
いまここのつらさに、この子の方法で、向き合ってくれているんだ……。

子どもに必要なことは、子ども自身がほんとうによくわかっています。
おとなもいま、いろんな方法でコーピングスキルとかマインドフルネスとか、
がんばって学ぶこともあるけれど（それも役に立つのだけれど）、
かつて子どもだったわたしたちも、自分の声に耳を澄ましてみると、
自分自身が実はちゃんと、必要なことをこの手に持っているのかもしれません。
きいろいぴっぴ。いっしょにとっても、がんばったね。

がんばってない！！！

インフルエンザがまだまだ流行していた、とある冬の日のことです。
インフルエンザの検査って、お鼻のおく―のほうまで細い棒をつっこんで、
オエってなって涙がでる、すごく過酷な検査ですよね。

その子は過去に検査をしたことがあり、内容がわかっているので、
半泣きで診察と説明に耐えてくれましたが、いざお鼻の棒がでてくると、
自分の鼻を死守すべく、これでもかと殴るわ蹴るわの大暴れです。
格闘の末の検査が終わってから思わず
「がんばったね」
「がんばった、うん」
「えらかったね」
と、汗だくのお母さんもわたしも看護師さんも口々に。そこでその子が叫びました。
「がんばってない！！　がんばってなーーい！！！」はっとして、おとな一同沈黙。
そうか、彼女はべつに自分のやりたいことを懸命になってやったわけではなくて、
ただ強制的にせまり来る力に耐えただけなんだ、と。
「がんばったね」は、わたしたちが自分に向けて言いたかっただけなのかも。
がんばる、ってなんだ？
やりたいことに懸命になること？　つらいのに無理して耐えること？
その場のおとなの意識改革を一瞬でしてしまう子どものひとこと。
また宿題をもらいました。

ここも

エレベーターで、検査から帰ってきたとおぼしきお子さんと乗り合わせました。
スーパー戦隊もののパジャマを着て、点滴をしています。
点滴のお手てをとめるテープには、看護師さんが作ってくれたと思われる、アンパンマンの描かれたテープが貼られています。

一緒に乗っていたお医者さんが、
彼の着ている服をみて「それかっこいいね」と声をかけました。
男の子はだまってうつむいています。

別の初老の女性が、
手のテープをみて「それかっこいいね」と声をかけました。
突然エレベーターじゅうに聞こえる大きな声で、
「ちっくんがんばったから！」
と叫ぶ男の子。

そのあと、そーっと、反対の手の肘に目をやり、指さすのがみえました。
よくみると、注射のあとがそこにもあります。
そこにはしかし、テープはありません。

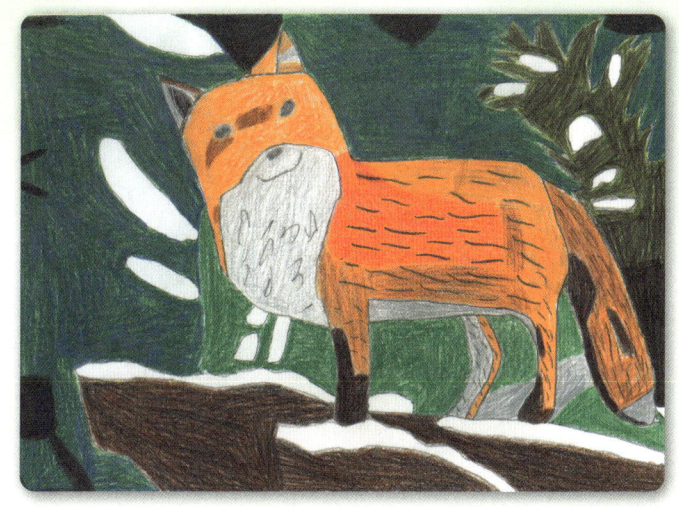

丹 宣真

エレベーターが空いたので彼の横に膝をついて、
そこも、ちっくんをがんばったところかな？
と反対の肘に触れました。
だまってうなずいて口角をしめ、男の子は先に降りて行きました。

子どもたちは、無言でがんばっていることもたくさんあります。
でも同時に、小さなヒントをわたしたちに送っています。
そのまなざしの先を見逃さないように、アンテナをいつものばしていたいな。

右のアンパンマンも、左のなんにもみえないところも、
同じくらい、痛くてがんばったんだよね。
はやく、よくなりますように。

ワンツーワンツー

きょうの午後、救急外来を受診したお子さん。
盲腸が破裂して、おなかの中に水がたまっていました。
緊急手術です。

とてもおなかが痛いなかで、検査に協力してくれます。
CTという、まるいドームに入る画像の検査。緊張した面持ちです。
点滴からお薬をいれるとき、その子がなにかぶつぶついっています。
どうした？　と耳をすますと、
「ワンツーワンツーワンツーワンツー」
と数えていました。

怖いときや痛いときのおまじないなんだって。
へぇ、いい考えだね、ほかの患者さんにも教えてあげてもいい？　とたずねると、
「いいけどたぶんみんな知ってるよ」

ヘー！　そうなのか！
なにぶんその子はこれから手術で具合がよくないので、
あんまり詳しく聞けませんでしたが、そうなのかぁぁ。

わたしもここぞのときには、ワンツーワンツー、唱えてみようと思います。

ありがとう

はじめて逢ったお子さん。
パープルのスカートがいいなぁと思い、
これとってもあなたに似合っているね、と何気なく声をかけました。
するとぱっと顔を上げてわたしをまっすぐ見て、
「ありがとう！」
と満面の笑みで答えてくれました。
ほめられたとき、
わたしもこんなふうに言いたい！
と心底思いました。
子どもたちはいつも、
素敵なお手本を見せてくれます。

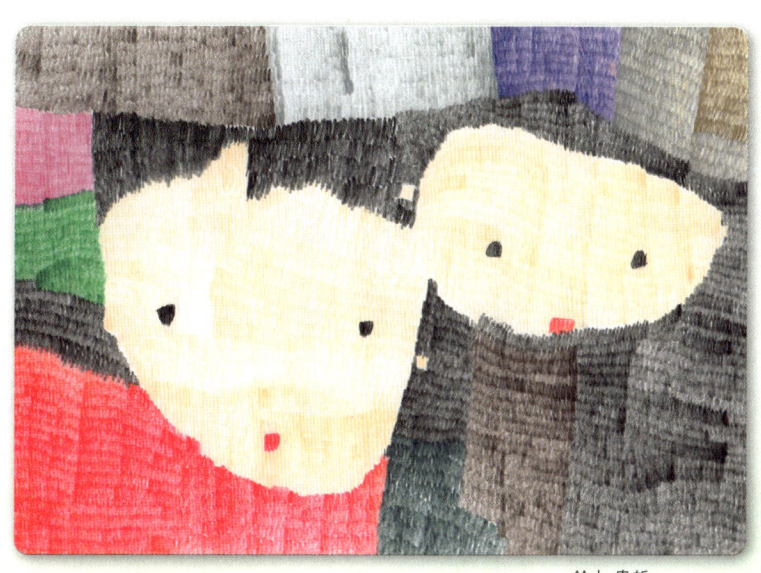

鈴木 貴哲

きいろのおりがみをあげる

きょうは面会がなくてさびしそうな、入院中のお子さん。
ベッドサイドに行くと、色とりどりの折り紙をたくさん広げています。
「素敵な色をたくさんもっているんだね〜」と声をかけると、
「うん、たくさんあるよ、きいろの、あげる」
とシワのないきれいなのを選んで渡してくれました。
わたしは「ぱっくんちょ」を作ってその子を喜ばせたかったのですが、
作り方がわからずに、正体不明の花みたいなのができました。
それを手にして困惑していると
「わ、それすごいね」
と、よろこんで手に取ってひっくりかえして眺めます。
「よかったら、お礼に、あげるよ」
と小さく言うわたしに、
「ほんと、これすごいよ、ありがとう」
と返してくれます。
ぱっくんちょができなくて困惑するわたしのかたわら、
その作品の素敵さを瞬時にみつけて
輝きを与えてくれたその子。
尊敬のまなざし。感謝です。

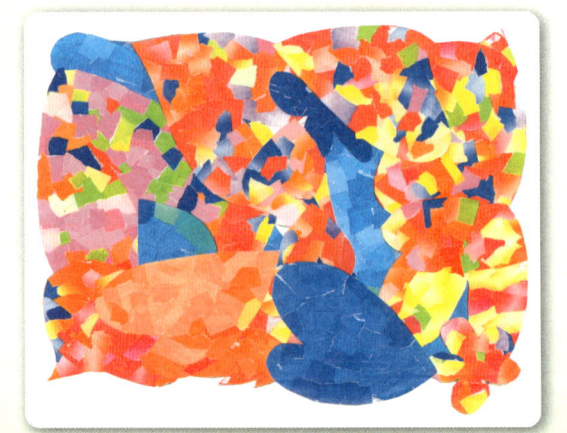

加藤 光城

ちがうよ、あいうえおだよ

熱心にベッドの上で、あいうえお、かきくけこ、と書いている男の子。

おお、勉強してるの？　すごいなぁ。と声をかけると、

「ちがうよ、あいうえおだよ」

そうか。

わたしは、机に向かって子どもが文字を熱心に書いているのは「勉強」と呼ばれるものだという先入観を

もっていることに、いままで気がつきませんでした。

それはただ、純粋に、あいうえおを、一生懸命書いているということだったんだ。

勉強って、なんだろう。教育、って、なに？

はっとする気づきを、きょうも子どもからもらいました。

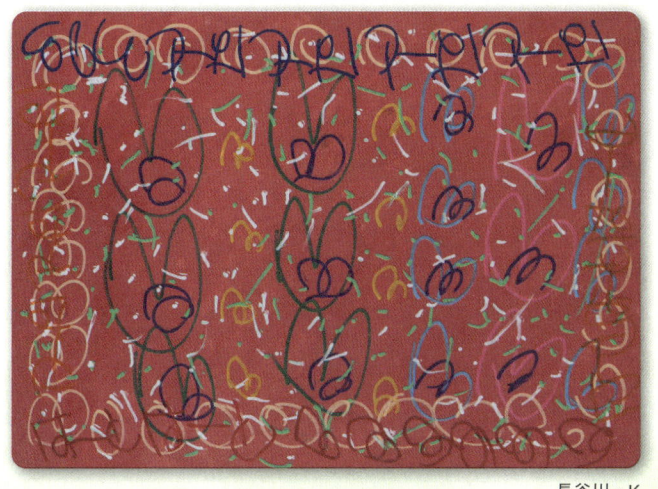

長谷川・K

あかちゃんについてききたいこと

乳幼児健診にきょうだいの人がついてきてくれることがあります。
わたしは待合室へ迎えに行ってきょうだいの人をみつけたときには、
よければ一緒にどうぞ、と声をかけることにしています。

きょう、健診の見学をしていた看護学生さんに、質問はありますかと聞くと、
「どうしてきょうだいも一緒に入るのですか」とたずねてくれました。

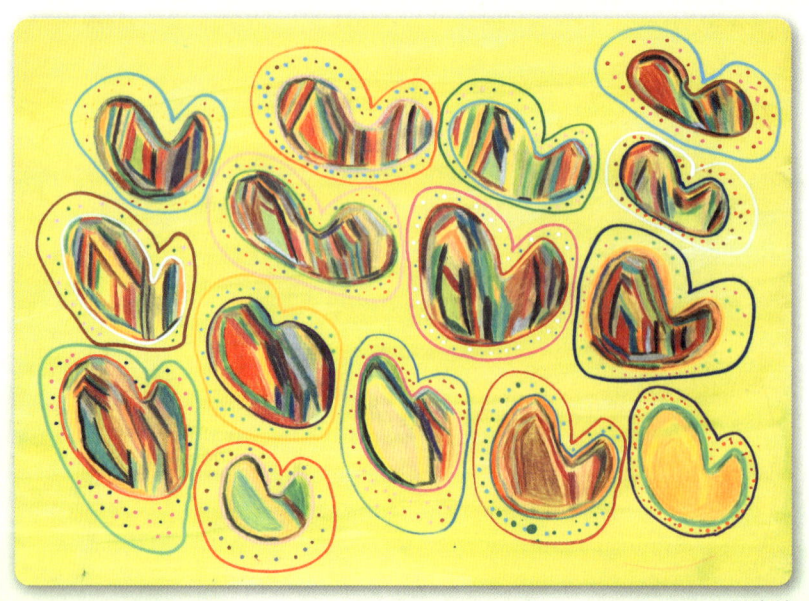

川崎 誠

きょうだいの人にとっては、下の子の誕生は、
自分の存在を根底から揺るがす重大なできごとです。
自身への注目が分散し、物理的にも自分に向けられていたいろいろな時間や物が減ります。
自分のあり方や周りとの関係性が大きく変わってしまう一大事件なのです。

だからこそ、きょうだいの方を家族の一員として診察室に招き入れ、
そこにひとりの大切な人としての尊重と対話や選択肢があるように、わたしはしています。
診察室でできるだけきょうだいの名前を聞いて、「いっしょにきてくれてどうもありがとう」と、
「きょうだい児」ではなくひとりの人として、労をねぎらいます。

きょうは1ヵ月さんと4歳さんの組み合わせ。
「あかちゃん、がんばってもしもしするから、よければ応援してあげてね」
というと、じーっと見守ってくれます。
さいごに、「あかちゃんのことで、○○ちゃんは聞きたいことはありますか」とたずねると、
「あかちゃんのあたまをなでなで……しても……、、、いいですか」と伝えてくれました。

養育者の方からすると、赤ちゃんを撫でまくるごきょうだいの姿がおっかないようで、
たしかに診察室でも「こら、さわんないの」という言葉がなんどかありました。
養育者の方と話したうえで、お子さんに「もちろん、たくさん、やさしく、なーでなで、してあげてね」
と伝えると、うれしそうににっこりうなずいて帰りました。

家族になっていく揺らぎのプロセス。
みんなで応援できたらいいな、と思っています。

Ａちゃんは、やさしいんだよ

きょうは健診の日。
たくさんのきょうだいが、小さな子どもさんたちの健診についてきてくれます。

はじめて、きょうだいが生まれた、4歳のＡちゃん。
いつもどおり、お名前を聞いて、
ついてきてくれてありがとう、と感謝を伝えます。

診察のあいだ、赤ちゃんさんの手を握って応援してくれるＡちゃん。
どんなところがかわいい？　とたずねると、
「……ちいさいところ」
そうだね、とふたりの手を合わせて比べて、
Ａちゃんもこんなにちっちゃかったんだよ、と共有。

最後に、「Ａちゃんはあかちゃんのことで聞いておきたいことありますか」、
と質問すると、
意を決した表情で「あります」と。

しばらく沈黙があったあと、
「Ａちゃんはね、やさしいんだよ」

お父さんとお母さん、あら、じぶんのこと！　と笑います。

でも、そうだよね。

赤ちゃんが生まれてから、赤ちゃんのことばっかりだったね。
わたしも、赤ちゃんのことしか、Ａちゃんに聞かなかったね。
でも、Ａちゃんは、Ａちゃんがやさしい子だよっていうこと、
伝えたかったんだね。

Ａちゃんも最後にもしもし、しようか。
ああ、元気なＡちゃんだね、
と握手をしておしまいにしました。

教えてもらったことにじーんと余韻がのこる、
Ａちゃんのひとことでした。

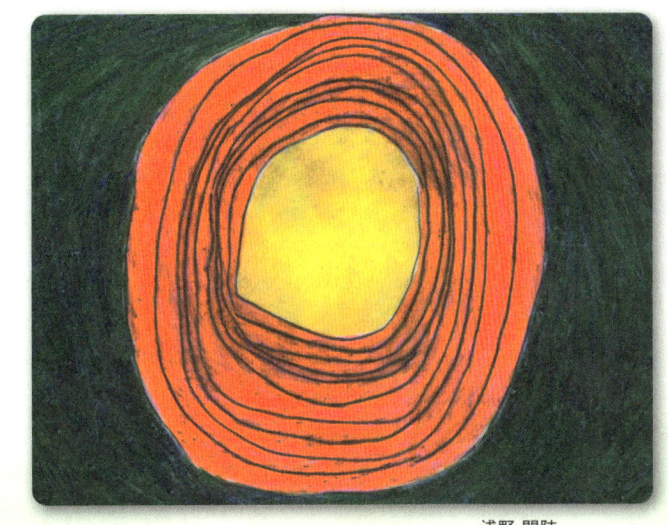

浅野 開陸

がまん

小さなお子さんは、診察のときにワーッとすぐに泣く子が多いのですが、
だんだん大きくなってくると、じーっとこちらを観察して、
じじじーっと涙をためて、「いかにもがまんしている」
という表情になり、聴診器が肌に触れてしばらくして爆発！
というお子さんが増えるような印象をもっています。
みなさんのまわりのお子さんはどうですか？

あの、じじじー、という感じがなんとも切なくて、
こちらもえも言われぬ気持ちになるのですが……
「相手をみて、がまんする」、ということを学習していく人間の姿を目の当たりにして、
変な言い方ですが、毎回感動しています。

養育者の方たちも、膝の上のお子さんをみながら

「お、泣くか？泣くか？……ああー泣いちゃったあ」

となるのですが、わたしは子どもが最終的に爆発したときには、
泣いちゃったね、ではなくて

「ああー泣けたねえ」

と言うようにしています。
がまんをすること、そのがまんを爆発させられることは、
生きていくうえでだいじなことです。

だから、がまんしたこともすごい、爆発できたこともよかったね、
とお伝えできたらな、と思っています。

みなさんのまわりに、小さく爆発しちゃった子がいたら、
（爆発のしかたによるかもしれないけれど）そのちっちゃな爆発、
ぜひ一緒に喜んでみてくださいね。

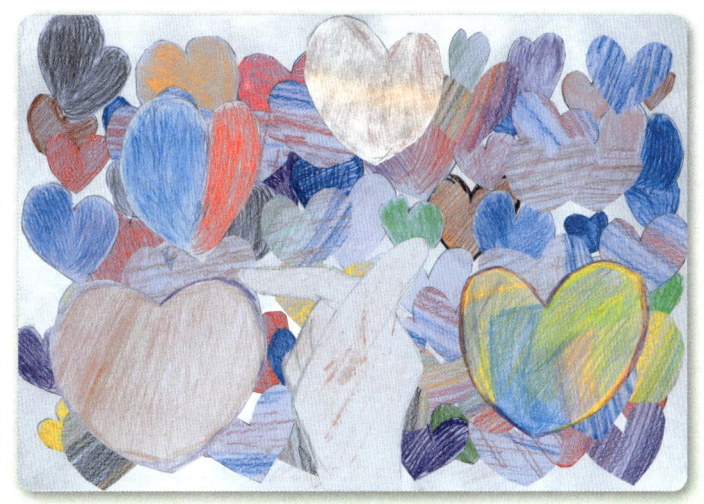

阿部 静奈、小林 美香、酒井 康行、松原 知美

おとうとがせんせいやく

あるお子さんの 10 か月健診についてきてくれたきょうだいさん。
ついてきてくれてありがとう、おなまえは？　と聞いて、ちょっとお話し。
いつもいっしょになにして遊んでるの？
とたずねると、
「がっこうごっこ！」と。どっちがなんの役？
「おとうとが、せんせいやく！」それはめっちゃ楽しそうだ……。
子どもたちのしなやかさにはいつもはっとさせられることばかり。
時間の制約がなければもっともっと続きを聞きたかった、
きょうのひとこまでした。

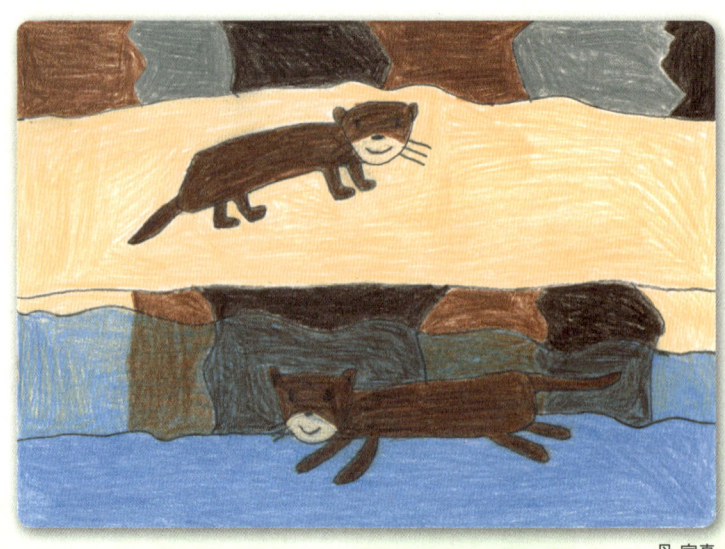

丹 宣真

"すき"の貯金箱

さっきお母さんの前では言えなかったんだけど、とお子さん。
前から相談してくれていた、恋の話です。

「とうとう、こくはくしちゃいました……！」

その子は告白に至るまでの気持ちを教えてくれます。
「こころのなかにはね、"すき"っていう棚があるの。
そこには"すき"っていう貯金箱があって、
わたしは毎日そこにコインを入れていくの。
それがいっぱいになったの。
○○くんだけじゃなくて、
ほかのひとのためにもたくさん貯金箱があるの。
いっぱいになったら、
その貯金でつぎの貯金箱を買うんだよ」
じわわわわー。
そうかぁ。"すき"の貯金箱にためた貯金は、
またたくさん愛するために、使うんだね。
わたしのこころのなかにもきっと、
"すき"の貯金箱がいっぱいあるんだなぁ。
とっても満たされた気持ちになりました。
患者さんはいつも、わたしの先生です。

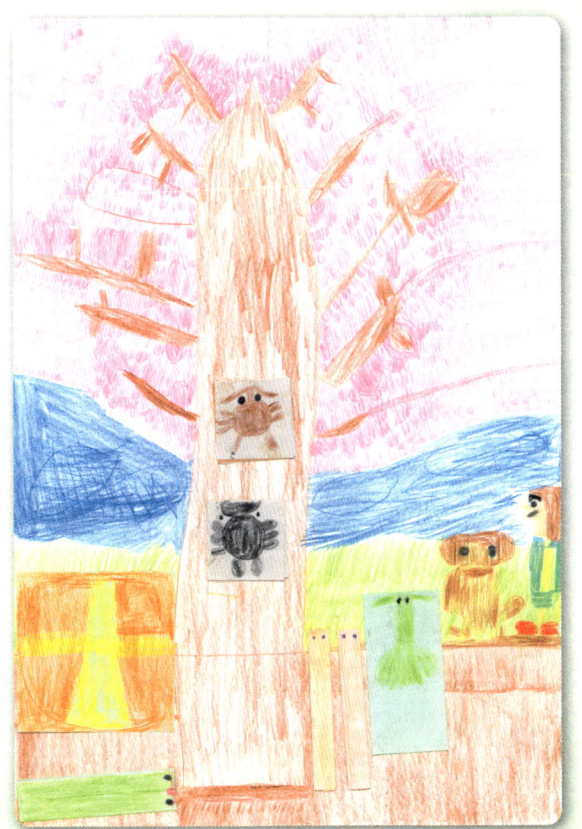

永田 真純

27

じっとみつめる

聴診器を当ててもしもししているとき、
つい、じーーーっと子どもの目をのぞき込んでしまいます。

泣いている子には、「わたしはわるいやつじゃないのよー、味方になりたいと思っているよー」と、
にこにこしている子には、「そうだねー、すばらしいー、上手だねー」
とこころで唱えながら。
ときどきテレパシー的に子どもが泣き止んだり、にこにこの子がだまってうなず
いたりして、"おおおー通じた！"、ときゅんとなることがあります。ほんとに。

たぶん、目でみつめあって伝えあう力ってすごいんだと思うのですが、
おとな同士では恋人でもない限り、これはなかなかできないですよね（たぶん）。
とちゅうで恥ずかしくなって、目をそらしてしまうんじゃないかなと思います。
小さな子どもは、じっとみつめてもあんまりそらさないので、
こちらが（内心はちょっとときめいてしまってどきどきしながらも）みつめつづけることができ、「まな
ざし」のパワーを知ることができます。

これ、わたしにとってはけっこう診察の醍醐味なのです。
みなさんのまわりの小さなお子さんとも、もしもチャンスがあったら、ぜひしてみてくださいね、
まなざしパワー。
人間の力にびっくりして、この世の好きさがアップするかもしれません ^^

おとうさんが、
かいしゃにたのしくいけますように

子どもたちは毎日いろんな願いを語ってくれます。
お子さんに、もしも魔法使いがやってきて、
お願いをなんでも３つかなえてあげるよと言ったらなんてお願いする？　と聞いてみると、

うーーーーーーーーーーん、とめっちゃ悩んで教えてくれました。
「おとうさんがね、まいにち、かいしゃにたのしくいけますように」

おかあさんがそうじをうまくできるようになりますように。
せかいがへいわでありますように。
やさしいひとがふえますように。
しななくていいひとがしにませんように。

自分のことではない願いごとが、
自然に最初に出てくる子たちの多いことにおどろきます。
子どもはいろんなまなざしで、社会のことをじっとみています。
それで世界になにが必要か、知っているのだと思います。

みんなの願いごとがかないますように。
そしたらきっと、素敵な世の中に、なるだろうな。

きりんになる

ひさしぶりに外来に来た女の子。
にやっとして教えてくれました。
「あのね！……（小声で）5さいに、なったんだよ」
おおー！　それはおめでとう。
5歳になったら、●ちゃんはどうなるの？
「それはね！ふふふ……きりんになるの！」
きりん！　すてきね。
きりんになって首がながーくなるの？
「え？」
……え？
「なにが？」
……えっと、きりん？？　になるんだっけ？？
「だからね、5さいになったら、おとなは、みんなきくけど、きりんになるには5さいにならなきゃいけないから、まだクラスに5さいじゃない子が3にんいるから、はやく5さいにならないかなって、おもってるわけ！！はー！！」
（あ、きりん組！か！！）
あ、先生は〇〇ちゃんがほんもののきりんになるのかなって思ってちょっとわくわくしたんだけど。
「はー、やれやれ（アメリカンなジェスチャーで呆れる）」

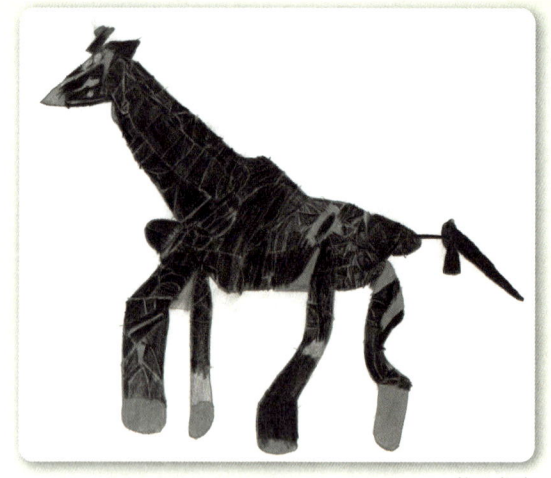

竹田 拓生

共通の言語を得るのは大変なことです。

おとながなんとなく使っている言葉で、子どもにとって「?」なものもきっとたくさんあるんだろうなぁと、逆の立場になって痛感しました。

前提条件をそろえるには、歩みよりが必要です。

子どもたちへ、いつもちゃんとおとなの話を聞いてくれて、ほんとにありがとう。

でも、本当のきりんになるのもなかなか、いいかなと、きりん好きとしては思ったり……。

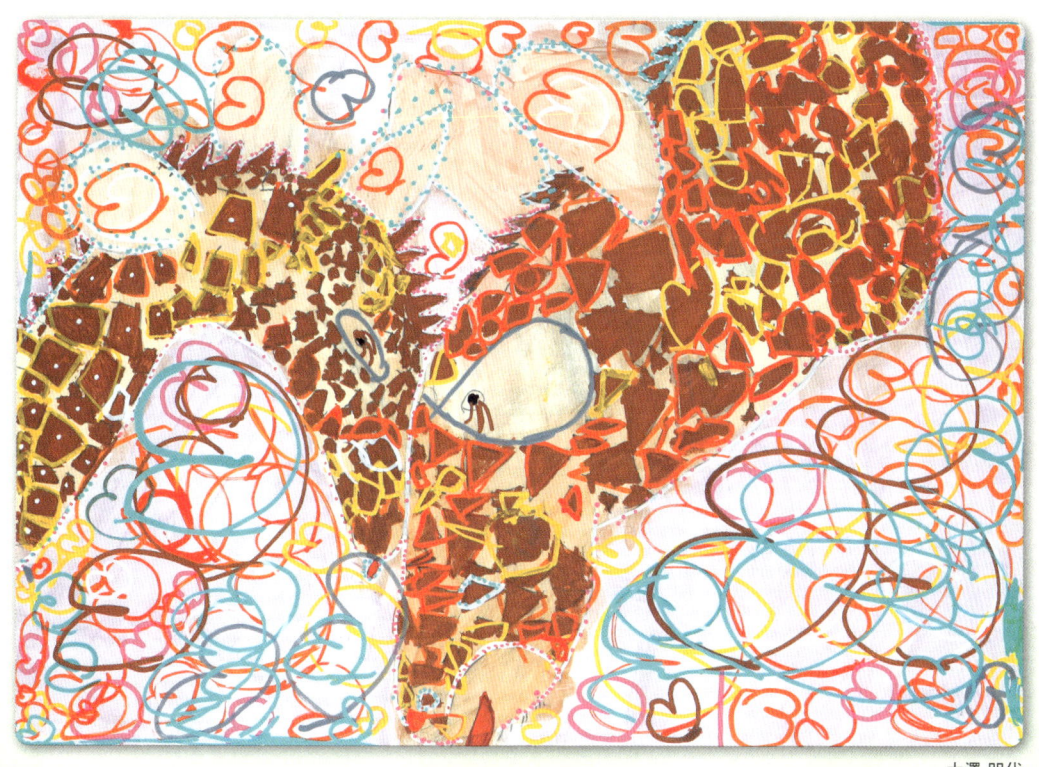

大澤 朋代

ここにまいにちいること

長く入院しているお子さんとお話をしていました。
ディズニープリンセスについてとかペットについてとか、
わたしが質問するとその子は、そのたびにけっこう迷い考えてから、答えてくれます。

そのあと、
入院は、大変？
と聞くと、その子は即座にうん、とうなずきました。
そっかぁ、なにが大変？
とたずねてみると、また少し迷い、
「ここに、まいにちいること」と教えてくれました。

わたしはつい、痛いことや、薬を飲むこと、検査などのことを考えていたのですが、
そうだよなぁ、日常の生活の場所そのものが変わることが、
子どもの人と周りの人にとってどれほど大変か、
あらためて気づかせてもらいました。

子どもたちの毎日。
日常通りにはできないけれど、少しでも安心や笑顔のあるものになるように。
わたしもみんなの声から、学びたいと思っています。

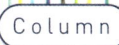

子どものウェルビーイングをつくるもの：
エコロジカルモデルの視点と子ども時代の体験の将来への影響

　最近、「ウェルビーイング」という言葉をあちこちで耳にするようになりました。わたしはウェルビーイングを、「その人の存在（ビーイング）が、こころも身体も、周囲との関係や社会的なつながり、そしてさらに広い世界とのつながりの中でも、心地よく満たされ、バランスが取れた状態、またはそのゆらぎのプロセス」ととらえています。

　子どものウェルビーイングは、子ども自身の世界（自分や、身近な人との関係）、子どもを取り巻く世界（学校や地域社会など）、そしてより大きな世界（政策、文化、社会環境）の相互作用によってかたちづくられます。この全体的な構造は「エコロジカルモデル」とも呼ばれます。医療や病院も含めて、子どもを取り囲むすべてのもの・こと・いのちが、子どものウェルビーイングの一部を担っているのです。

　さらに、多くの研究により、子ども時代にどのようなことを体験し、どのような環境で育ったかが、その人が大人になったときまでライフサイクルを通して影響を与えることが明らかになっています。たとえば、子ども時代に暴力や家庭内でのつらいできごとなどをいくつも経験することは、将来的な心身の健康や社会的なウェルビーイングに影響を及ぼすことが知られています。一方で、子ども時代に家庭で安心・安全を感じられたり、学校や地域に居場所があると思えたり、自分のことを真剣に考えてくれる人がいると実感できたりすると、たとえつらい経験があっても、大人になったときの心理的・社会的な状態が良好になることも明らかになっています。

　つまり、医療にかかわる人はもちろん、子どもに関わるすべての人たちが、いまそれぞれの場所で子どもの感じていることや声に耳を傾け、立ち止まることが、子どもたちの現在と未来のウェルビーイングをつくっているのです。本書が、子どもを取り巻く環境を豊かにし、子どもたちがあたたかな関係性とポジティブな日々の体験の中で育つための、小さなヒントとなればと思います。

Column 内イラスト：浅野 開陸

がんばって。いってらっしゃい

血液検査をすることになって、
泣き出しそうになっている子に、隣の子が声をかけてくれました。
「すぐおわるよ、がんばって。いってらっしゃい」

わたしは、がんばろうとしているひとに声をかけるのって、
けっこう難しい、と思うことがあります。
がんばれ、とか言ったらいけないのかな、とか、
何も言わないほうがいいのかなとか。
もっと親しい人でないとそのつらさ
はわかんないんじゃないかな、とか。

子どものことばはまっすぐです。
シンプルに。
がんばって、いってらっしゃい。
いいタイミングで、
さらっと声をかける。
さすがだなぁ。

子どもたちの持つ力に、
支えられる、毎日です。

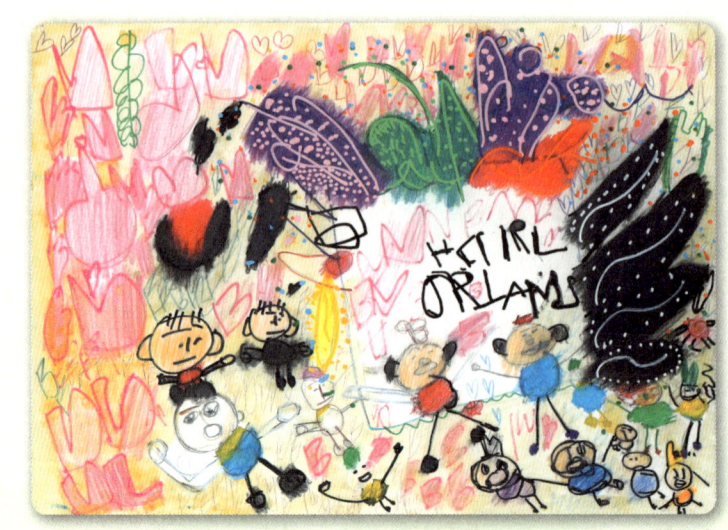

神谷 光

とうめいにんげんになってもらおうよ

学校に行くのが不安で、お母さんとバイバイできないお子さん。
お母さんがそこの横断歩道まで送っていくんだけれど、そこから先、どうしても泣けてしまうのだそう。

ある日の外来で、ご家族が報告をしてくれました。
まだ泣けてしまうことも多いんです。でもね先生。

登校チームのお友達が、泣けてしまうその子をみて、いろんな声かけをしてくれたんだそうです。

「じゃあさ、おかあさんに、とうめいにんげんになってもらって、
いっしょにがっこうにきてもらおうよ！」
「おかあさんのおかおのブローチをつくって、なふだのよこにいつもつけていたら、かなしくないよ！」

その子はそのアドバイスを受けて、お母さんの姿を胸にうかべ、
お顔の手作りブローチを襟につけて登校するのだそうです。

まだ泣いちゃうんだけど、友達に恵まれているんだなってわかりました、とご家族。

弱いからわかること、弱いからみえる世界、弱いから感じるぬくもりが、たくさんあります。
強くなることも、いいかもしれない。
でも弱くてもいいこともあるね、って、子どもと家族はいつも教えてくれています。

おかあさんもしんぱいだよね、だいじょぶよ

患者さんのお母さんが、
ちょっと感動したことがあって……と。
患者さんの保育園のお友達からの手紙です。
「○○くん、はやくよくなってね……」の手紙の下に、
「○○くんのおかあさんへ」と手紙がついています。
「おかあさんもおとうさんも、しんぱいだよね、だいじょぶよ。
おじいちゃんやおばあちゃんも、しんぱいだよね、だいじょぶよ……」
お友達のまわりで家族が支えていること、
ちゃんと知っているんですね。
そしてさらっと手紙で励ましちゃう。
子どもたちのこと、
こころから尊敬してやみません。

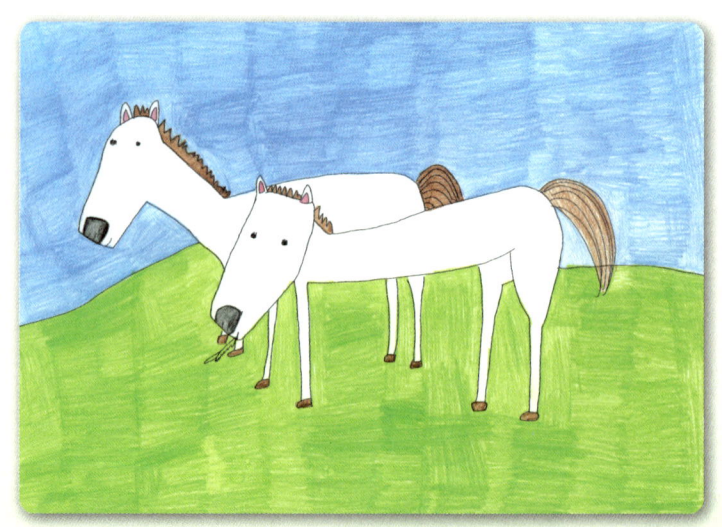

野﨑 萌

じゃあ、ゆるくしめておこうね

診察室のおもちゃのひとつ。
蓋がしっかりしたびんにピンポン玉が入っています。
先輩の先生に教えていただいて、ピンポン玉を取り出したいけどうまく開けられない子の、
「あけて」を引き出すひとつの道具として使っています。

ある日、発達をみているお子さんの外来に、年上のきょうだいさんが一緒にきてくれました。
きょうだいさんが「ねえこれなに」とびんに興味を示します。
「これはね、中のボールがほしくなったときに、
取り出せるかどうかみたり、取り出せなかったらお願いしてくれるかみたりするときに使うんだよ」
わたしがその子にびんを渡すと、
ふーん……、、、としばらく眺めて、びんの蓋を少しゆるめました。
「じゃあ、ゆるくしめておこうね」と、お子さんにそのびんを渡します。

ハッとしました。
できるかどうか、お願いしてくれるかどうか、を評価するのではなくて、
"できにくいことを、できやすくして"渡してくれたきょうだいさん。
お子さんが嬉しそうにそれを開け、きょうだいさんもご家族もにっこり。
わたしは息をのみ、胸がいっぱいになりました。
子どものなかにある力はすごい。
彼らは、多様なもの・こと・いのちがよりよく輝く方法について、ほんとうによく知っています。

やすみじかんとさんすう

つぎの予約は、7月にしようね、と言うと、
「そのときには、とっくに、7さいなんだよ！　しかも、とっくに、1ねんせいなんだよ！」
と、とってもうれしそうなお子さん。
うんうん、そうだったよね。1年生はなにが楽しみですか？　とたずねると、間髪入れずに、

「やすみじかんとさんすうのべんきょう！！！」

わたしは、そうかぁ、休み時間がすでにちゃんとはいっているところがなんだかすてきね。
と言いました。休憩は、やっぱりだいじ。

でもそのあと、その子のことばを反芻しながら考えていたのだけれど、
きっと子どもにとっての休み時間というのは、「休憩」ではなくて、
それ自体が、授業よりもでっかいだいじなだいじなかたまりなんだよなぁ。
しかもそれを入学前から知っているんだなと思うと、
尊敬というか憧れというか、とても不思議な気持ちになり、
わたしにとっての休み時間的なものはなんだろうなとか考えていたらうきうきしてきました。

みなさんの "休み時間" は、なんですか？

ううん、ただ遊んでるだけ

Ａさんは長いこと入院しているお子さんです。
かわるがわる、となりのベッドにやってくる年下の子どもたちと仲良くなり、よく遊んでいます。
Ａさんはまだ退院できないなか、ほかの子が無邪気に
「あたし、あした、退院だから！！」
と叫んでも、にこにこしながらそばにいます。

おとといも、Ａさんが同室の子どもとオセロをしていたので、
「Ａさんは本当に、めんどうみがいいね、すてきね」と声をかけました。
するとＡさん、すかさず答えます。
「ううん、ただ遊んでるだけだよー」

はっとしました。Ａさんにとっては年齢や病気の垣根を超えて、だれが上でだれが面倒を見るとかではな
く、ただとなりにやってきた新しい友達と、自然に遊んでいただけなのかもしれません。
わたしはおとなの目線でレッテルをはって、
年上のＡさんが、年下のほかの患者さんとよく遊んでくれている、
という構造を無意識に組み立てていたんだなと、反省しました。

きょうはＡさんの治療のための散歩に、年下の患者さんが一緒につきそっていました。

子どもたちと過ごしていると、世界へのまなざしが、豊かにいろどられていくようです。

おしょうがつはね

今年になって初めて逢う、ある男の子。
こんにちは、お正月はどうだった？
とたずねると、はにかんで黙ります。
お母さんに「ほらいろいろ食べたじゃない」とうながされても
やっぱりにやっとうつむいて黙っています。
そのままお母さんにお話を聞いたり診察をしたりして、
そろそろきょうはおしまい、というころ。
突然男の子が、
「おしょうがつはね……」
と話しだしました。
お母さんとわたしは顔を見合わせて
「えー、それずっと考えてくれていたの!?」
とびっくり。
丁寧な子どもたちの姿勢に、
ほんとに頭が下がります。
どうもありがとう。
いいお正月で、よかったね。

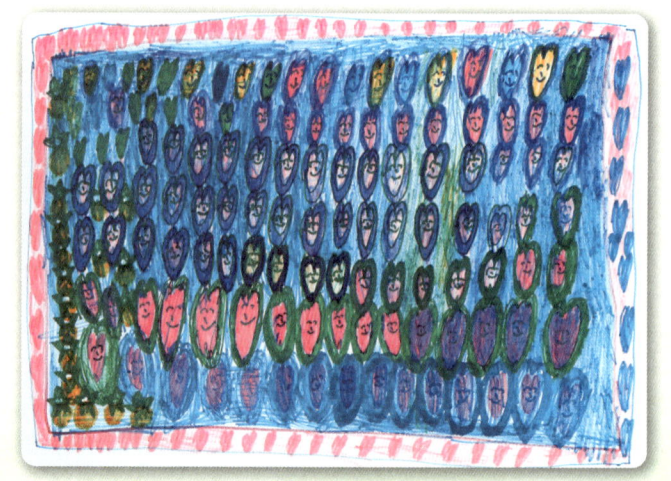

樺 翔平

テレビとか！

退院後の外来診察でやってきた男の子。
なかなかのはにかみやさんなのですが、はつらつと満面の笑顔で、診察室に入ってきました。
たいいんしてから、ちょうしはどうですか？
「だいじょうぶ！」
たいいんして、よかったことは、どんなこと？
「んとねー！……テレビとか！」
横にいたお母さん、「ええ、そうなのー！？　病院でもさんざん見ていたじゃない！」と苦笑い。
たしかに、家庭の事情で付き添いが難しく、ひとりで過ごすことが多かったこともあり、
入院中の彼はけっこう長い時間、テレビを見ていたような記憶があります。
でも、男の子は自信いっぱいに、にこにこして答えます。
「うんー！」
そうだよね、きっと、
おうちで家族とゆっくり見るテレビと、病院でひとりで見るテレビは、
ぜーんぜん、違うんだよね。
彼が非日常の中で、まわりからみれば「テレビばっかり見て」いたことの本当の意味に、
ほんとにがんばったよね、とあらためて声援を送りたくなるような時間でした。
おうちのテレビ、ゆっくり、みんなで楽しんでね。
あ、でも、ほどほどに（笑）

さりぎわのばいばい

人見知りまっさかりのお子さんに、診察のおわりに「バイバイ」と挨拶すると、
ぷいっとされることもしばしば。
でもけっこう多いのが、ドアを出たその瞬間にバイバイしてくれて、
ご家族がもう一度ドアを開けて入っていて、
「あ、いま、バイバイを……」と教えてくれること。
この、ドアが閉まる際になり、はじめて安心して、
律儀にそのことを行動で示してくれる子どもの姿には
ほんとに毎回、キュンとして、
自分も真摯さを忘れないようにと背筋が伸びます。
しかも、そのとても控えめなバイバイが、かなり素敵なんだなぁ。

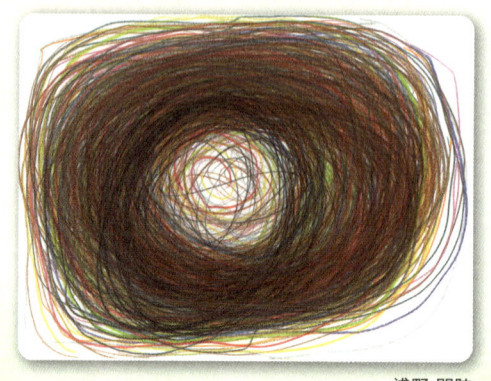

浅野 開陸

「患者さん」であるまえに「ひと」：チャイルド・ライフという考えかた

わたしが研修医をしていた病院には、子どもたちが注射や検査を受けたり、病気の説明を聞いたりするときに、そっとそばに寄り添い、気持ちを楽にする遊びやリラックス方法を一緒に試し、その子の疑問に丁寧に応えながら、わかりやすい言葉で話しかけていた人がいました。このすごい人は誰だろう、と思い話を聞くと、その方はチャイルド・ライフ・スペシャリストという専門家であることがわかりました。

子どもたちは「患者さん」である前に、一人の主体的な人間です。しかし、医療の現場では、子どもたちと「患者さん」として出逢うことが多く、そこで「患者さん」は病気についての質問を受け、検査を受け、病名をつけられ、説明や処置、治療をされる対象となりがちです。医療という名のもとに、子どもたちに十分な説明がされなかったり、逆に聞きたくない気持ちがくみとられなかったり、家族と離れて処置や治療を受けなければならなかったりすることがあります。また、入院によって自分の家族や学校、地域と離れなければならないなど、子どもたちの「医療を受ける」以外の権利が十分に保障されず、子どもの最善の利益（もっとも関心を寄せ大切にしていること）が実現し

にくい状況も少なくないのではないでしょうか。

でも、子どもの権利はトレードオフにはなりません。医療が、子どもの生活や尊厳から切り離されたものであってはならないし、ましてや子どもの生活と環境から大切なものを奪ってはならないのです。医療が病気の治療という目的だけではなく、子どもと周囲の生活や、子どもの持つ力にどのような影響を与えるのかということこそを中心に考えたいと思います。

チャイルド・ライフ・スペシャリストやホスピタル・プレイ・スペシャリスト、子ども療養支援士と呼ばれる専門家たちは、子どもの権利に基づき、医療におけるトラウマに配慮しながら、発達段階に応じた説明やサポートを行い、気持ちを和らげる支援や家族へのサポート、さらには子どもが大切にしている人や場所とのつながりを維持するための工夫を、子どもと共に考えて実践しています。残念ながら、そのような専門家は限られており、すべての病院に配置されているわけではありません。しかし、この考え方は、医療に限らず誰もが、どんな場所でも実践できるものです。そして実は、専門家だけでなく、子どもを取り巻くすべての人々がチャイルドライフの視点に立つことが、子どもたちの成長を豊かにしていくのです。

Column内イラスト：浅野 開陸

なんでわたし、なんですか

診察が終わるとき、言葉で会話ができる子どもの人には、
「○○くん、なにかきいておきたいことはありますか」
とたずねるようにしています。

あるお子さんは、おうちで安静が必要な病気で治療中です。
なにかきいておきたいことは、とたずねると、

「このびょうきは、なにがげんいんで、なるんですか」

じつはその疾患は現在の医学でも原因がはっきりしていません。
とてもするどい質問だね、と、そのことを丁寧に説明して、

「大切なことは、○○さんが悪かったからこの病気になったわけじゃないんだよ」と伝えます。

もうひとつ聞きたいことがある、と。

「なんで、わたし、なんですか」

そうだね、そういうふうに、思うよね。
なんで○○さんだったかは、本当にたまたまであること、

でも、たまたまでは納得いかないくらい大変だと思うこと、
それでもやっぱり大切なことは、○○さんが悪いからではないということ、
だから一緒に協力してがんばりたいこと。
を伝えました。

そっか、と少しすっきりした顔で、
がんばってじっとします、
と言って握手をしてくれました。

「学校は、体育をお休みにして、
休み時間にたくさんはしゃがなければ行っても大丈
夫だよ、どうしたい？」
と聞くと、
「ともだちにさそわれると、ことわれないから、や
めとく。いえでべんきょうする」

お母さんと、ううんと唸って、
「お子さんの考えを尊重して、そうしましょう」
と、診療を終えました。

子どもは年齢にかかわらず、自分とそれを取り巻く
環境を、
本当によく観察して考察しています。

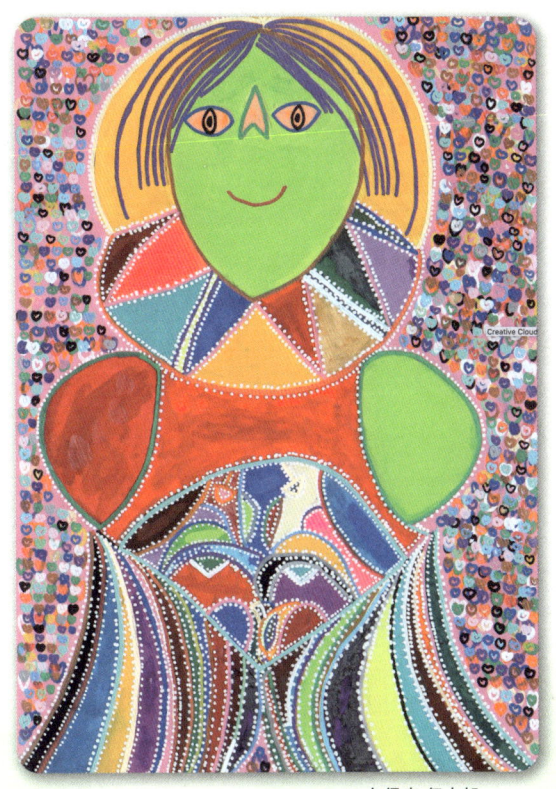

久保庭 伊太郎

せんせいが、こまってるみたい

忘れものが多く、授業についていっていないようだと学校で言われました、
と養育者の方に連れてこられたお子さん。3回目の診察室です。

まずお子さんとお話をします。
サッカーが好きなこと。20分休みに仲間を誘ってサッカーをすること。
おばあちゃんを手伝って庭の手入れをし、500円もらってジュースを買って、あとは貯めておいたこと。

「20分休み」みたいな半端に長い時間が苦痛な子たちもいるなか（わたしは苦手）、
しかも、実は周りの人いわく、その子は運動は得意そうにみえないらしいのだけれど、
サッカー好きがそのまんま活きて、自信をもって友達をさそえるって、かっこいい。

話の後半に、ちなみに困ってることある？と聞くと、「あんまりないかな」、と。

うん。学校の先生が、忘れ物や勉強のことで、○○さんのことを気にかけて、
できることあるかなーって言ってると聞いたんだけど、自分としては、どうかな。

「忘れ物は、借りるから、あんまり困らない。
勉強は、理科の実験のことばが、ときどき言えないけど、べつに困らない」
そっか。

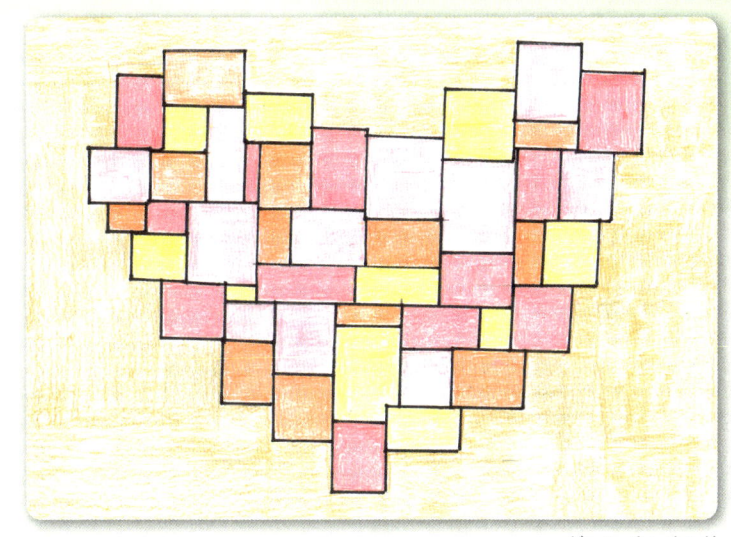

ジョン チャイルド

「でも、先生が、困ってるみたい」

うん。

もちろん、その子なりの不便さややりにくさは端々に、あるのだと思います。

表面の言葉が、すべてではありません。

でも忘れてはいけないのは、困難さは関係性の産物であって、

だれかひとりの特性には帰結しないということ。

困っているのは、だれ？

その子をそのまま抱きしめたい気持ちでいっぱいになりました。

目の前の子どもが、だいじなことはみんな教えてくれます。

ストレスがいろいろあったんだと
思います

中学生のお子さん。
しばらく朝起きられず、頭が痛くて、学校に行きにくい時間が続いていました。
新学期になってから、初めての外来。
最初、着ているジャージの色の話をしていたのですが、
なんだか声のハリが、よいみたい。

それで最近、どうですか、と聞いてみると、
「あ、全然いいっす」
そうなんだね。
「なんていうか……前は、自分的には、ストレスがいろいろあったんだと思います」
いろいろ。
「いろいろ。勉強とか……」
勉強とか。
「友達関係とかもいろいろあって。わかんないすけど。中学っていろいろストレスあるんすよ」
うん。
わたしも中学のときは、今思うと、いろいろあったかもしれないなあ。
「やっぱそうっすよね。振り返ってみれば。わかんないすけど」

しんどい渦中にいるときに、

何で学校にいけないかとか、何かストレスがあるかとか、

聞いてもあんまり、なんというか、わからなかったり、有用ではなかったりすることもあるみたいです。

それよりも、あとから振り返って、「いろいろあったからだ」と言えること。

でもそのいろいろの中身は、振り返ったってはっきりしない場合もあること（フクザツ、という感じ）。

それでいいんだというか、そういうものなのだということを、

流れる時間のなかで子どもたちは感じさせてくれます。

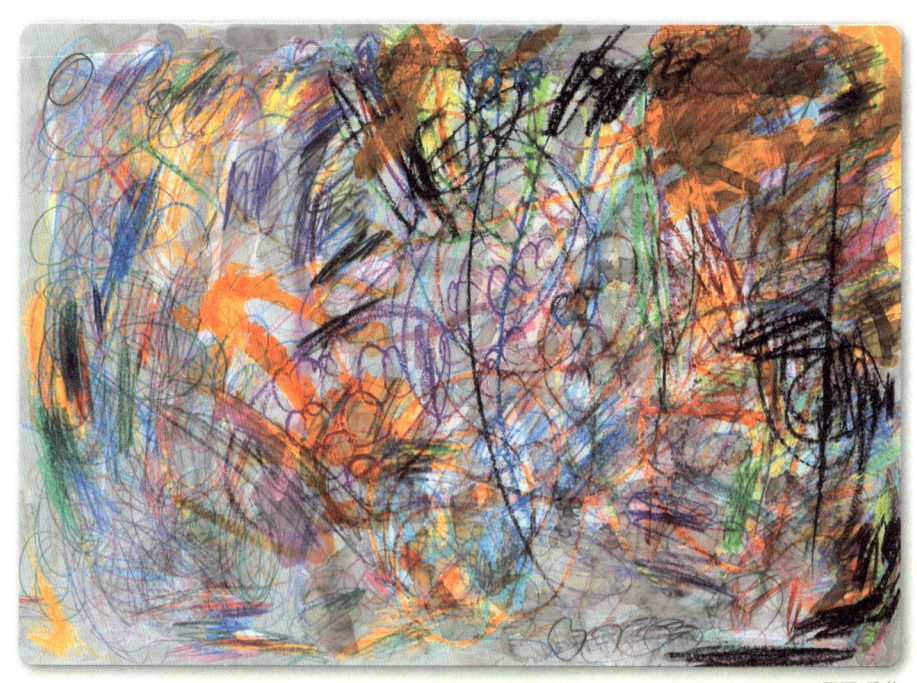

平野 愛莉

ゆらゆら

あるお子さんとはじめてふたりでお話したときのことです。
わたしは診察室の椅子に座っていて、その子は立って壁に背をつけ、
宙をみながら左右にゆらゆら、ゆれています。
座る？　とすすめたのですが、しーん、としたまま、ゆらゆら、ゆれています。

ふたりでそのまま、しばらく過ごすと、
あぁこのひとはゆれているのが落ち着くんだなぁ、とわかってきて、
わたしもちょっと離れた壁に背をつけ、ゆらゆら、ゆれてみます。

しーん。ゆら、ゆら。

しばらくするとその子が話し始めました。
話しているうちに椅子に座ったので、わたしも近くに座りました。
はじめてでとっても緊張しながら、そばにいてくれたんだよね。
ふだん、椅子に座っている子どもたちとあたりまえのように話をしていたけれど、
きっとみんなその子なりの努力をして、わたしに合わせてそこにいてくれているんだな、
と教えてもらいました。
いつも、合わせてもらってばかりだね。
ありがとう。その恩返しができるように、わたしも少しずつ、がんばるね。

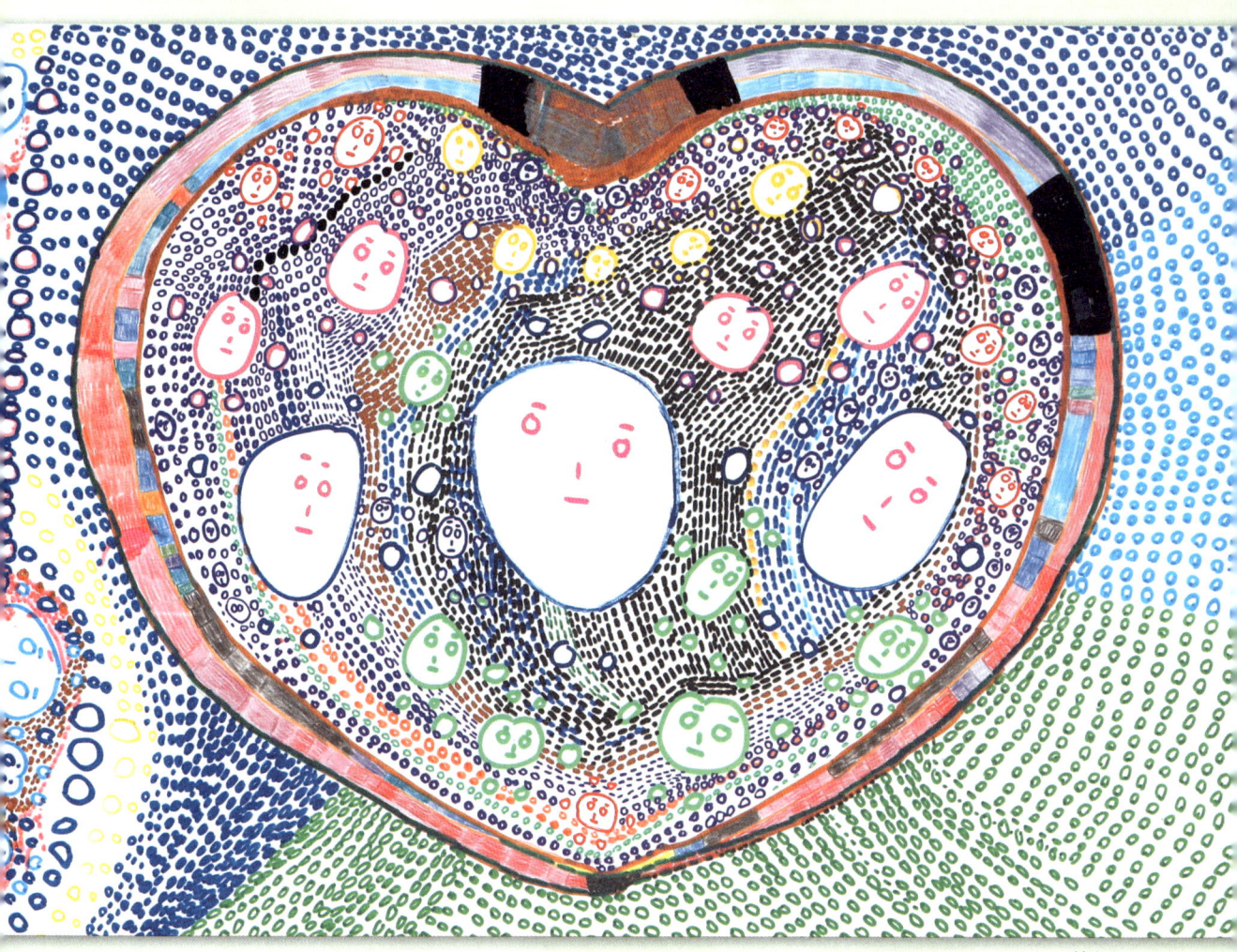

健さん

ともだちがいとしくて、
なでたくなってしまう

学校でお友達をたたいてしまったと相談にきたご家族とお子さん。
とっぴょうしもないことで、周囲がびっくりしたようです。
先生に叱られてその子もしょんぼり。

どんな気持ちだったのかな？　とたずねると、
「ともだちがいとしくて、ついなでたくなってしまう」のだそうです。
そうかぁ。愛がでっかいんだなぁ…。

もちろんその伝え方と、力加減とには、改善でき
たらもっといいことがたくさんあります。
でも、出発点は攻撃ではなくて、むしろ愛しさ
だったということに戻れると、
きっと一緒にいい方法が探せると思います。
わたしもその子が愛しすぎて、
ついなでたくなってしまいました。

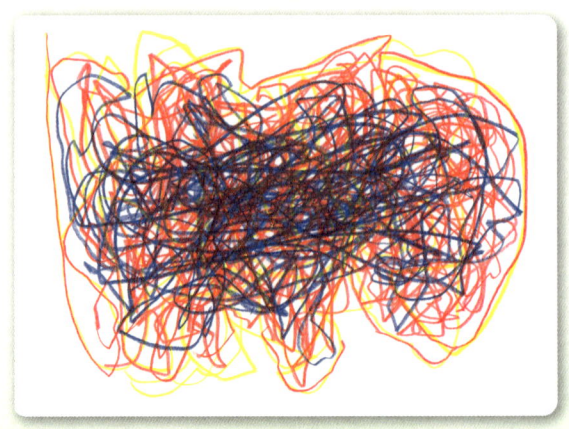

浅野 開陸

せんせい、
おうちがなくなっちゃうの？

3月はお別れの季節です。あるお子さんと、お別れのお話。
きょうで先生とのもしもしはおしまい、つぎから別の、やさしい先生に交代だよ。
「どうして？」
先生はお引っ越しするんだよ、とお母さん。その子は心配そうにたずねます。
「……じゃあ、せんせい、おうちがなくなっちゃうの？」
だいじょうぶ、ちゃんとつぎのおうちがあるからね、ありがとう。
ちょっとくすっとなる会話かもしれないけれど、いろいろ想いが巡りました。

人間は、行く場所とかえる場所を、一生懸命作って守ろうとします。
あるところからいなくなる、ということは、つぎの場所がある、ということと同義ではありません。

わたしは東日本大震災のあとの避難所で、あるお子さんと話していたときのことを思い出しました。
またあしたね、というとその子は、「かえるの？」とたずねました。真剣に。
うん、と何気なく答えたわたしにその子は言いました。
「そうか、おねえさん、かえるおうちあるんだね、よかったね」
わたしはショックでしばらく、身動きが取れなくなりました。
自分に、いま受け入れてもらえる場所があり、また環境が変わっても、つぎの場所があることへの感謝。
目の前の子どもさんが、この大切な時期に、あらためて思い起こさせてくれました。

タクシー代

大雨のある日。
お子さんとお母さんが外来にやってきました。
こんな雨のなか、きてくれてありがとう。
ここまでどうやってきてくれた？　ときくと、
いつもは自転車だけど、きょうはタクシーできてくれたん
だそうです。
お子さんだけとお話の時間。
「いつも病院にくることは大変？」とたずねます。
「ううん、わたしはそうでもないけど……」うん？
「お母さんが大変だと思う」そうか……。
「お金のこととかね」
うんうん、でも子どもは、病院のお金は、かからないから
心配しなくてもいいんだよ。
「うん、でもね、タクシーに乗ったりするとね、お母さんが
大変なんじゃないかって、心配になる」

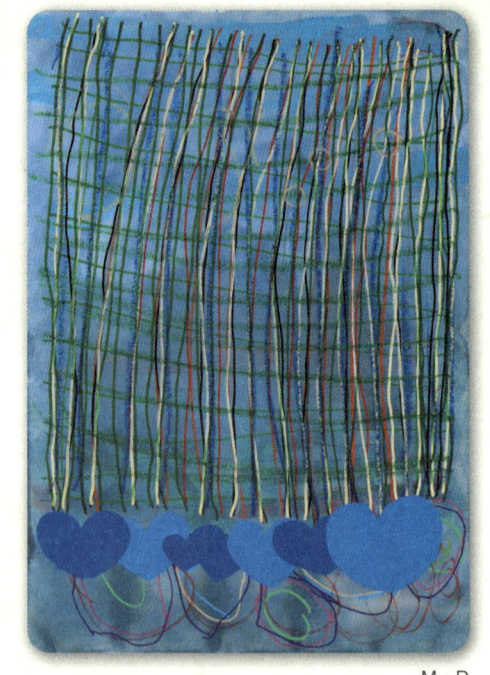

M・D

わたしは、医療費だけのことしか頭に浮かばなかった自分をとっても反省しました。
子どもは世界のことを、その目を大きく開いてほんとうによくみています。
子どものまなざしで、その声に耳を傾けることで、気がつけることやできることがたくさんあるなと、
きょうも教えてもらいました。

おかあさん、いないよ

養育者の方の付き添いのできる入院病床でのことです。
子どもの方のベッドサイドに行くと、付き添いの方が買い物や食事にでて離れていることがあります。

ある日、ひとりきりの子どもさんに「おはよう」と挨拶をして診察をしようとしたら、
「おかあさん、いまいないよ」
と言われてはっとしました。

いつも「まず子どもの人に声をかけて……」と思っていても、子どもには、養育者の方と医師が話をしていて自分は二の次、と感じられていたのかもしれません。
「先生はいつも、○○くんに逢いに来ているんだよ。
お母さんと○○くんが元気になるためのことをお話ししているんだ、伝わっていなかったらごめん」
するとその子はじーっとわたしを見て、
「せんせい、ここにすわってもいいよ」と言いました。

そうか。
「わたしがあなたをみているよ、あなたに逢いにきているよ、あなたを気にかけているよ」、
ということは、行動でもことばでも、子どもに伝わるように、こまめに発信していくことが大切だと、
その子に教えてもらいました。きっと病院以外でも、いっしょですね。

明日からの道しるべを、またひとつ子どもにもらいました。

にゅういんしてよかったこと

退院前に、子どもとがんばったことをふりかえります。

「そうだね、ほんとにいろいろのりこえたんだね。一番大変だったことは何だったかな」

いろいろでます。
「ちっくん」「てんてきがくっついていたこと」「やさいがまずかった」

「そうだね、大変がたくさんだったかな。じゃあ、入院して、これはよかったな、と思うことはあるかな」

「げんきになった」「いっぱいゲームした」「かってもらった」
「パパといっぱいいっしょにいた」
「ママとね……（はにかみ）ないしょ」

入院患者さんにご家族が付き添っていっしょに寝泊まりができる病院では、ご家族が
「普段こんなに子どもとゆっくりしたことがなかった」
とおっしゃることもしばしばです。

子どもにとっても、つらい入院だけれど、
普段忙しいお父さんやお母さんやおじいちゃんやおばあちゃんやいろいろな方がそばにいてくれて、
ひまだねーと言いながら一緒に遊んだり話をしたりする時間は、

とても大切で互いに勇気をくれるものなのかもしれないとあらためて思います。

そして、日々忙しすぎる子どもと忙しすぎるご家族が、
入院しなくても、一緒にゆっくりできる日本であったらな、と、願います。
元気なときに一緒に過ごしていると、またべつの「よかったこと」が、
きっと生まれるんじゃないかな、って。

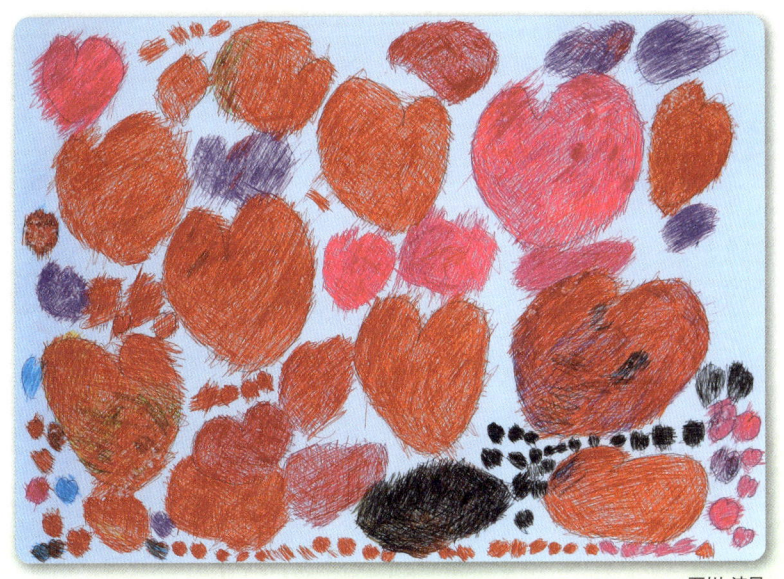

石川 涼凪

おかあさんのいいところ

お母さんにたずねます。「〇くんのいいところはどんなところですか？」

「うーーーん……やさしいところ、弟の面倒をみてくれるところ」

〇くんはにっとしてちょっとお母さんのほうをみます。

つぎに〇くんにたずねます。

「そうかあ、じゃあ〇〇くん、お母さんのいいところはどんなところですか？」

「やさしいところ！」

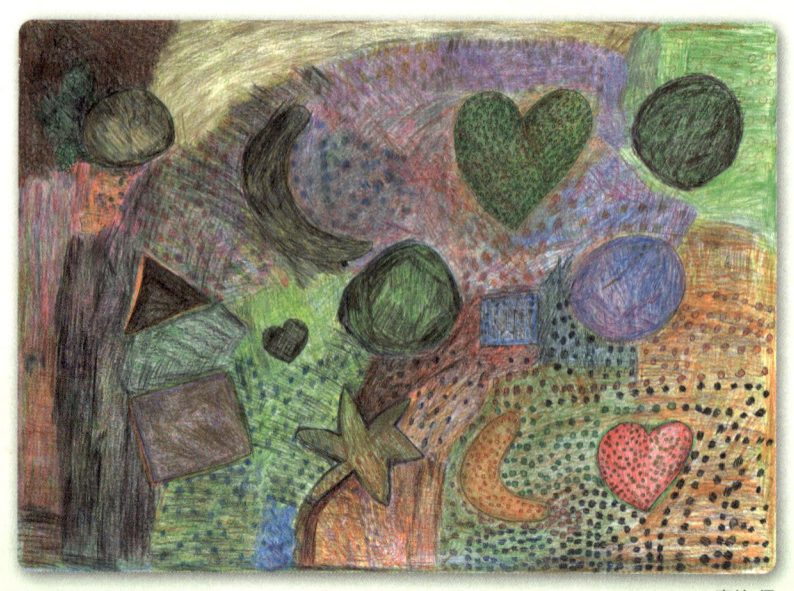

廣嶋 優

お母さん、照れて〇〇くんのほうをみて、

「ふふ、やさしいとこくらいしか、ないよね……」

〇〇くんは即座に、

「まって、まだだよ」

「ごはんをつくってくれるところでしょ、みんなを守ってくれるところ」

そのご家庭はいろいろな、簡単ではない事情のなかで、

たしかにお母さんがとってもがんばって、家庭の安全を守っているようにも見えます。

お母さん、「そんな風に思ってたの？」と茶化して笑います。

ふたりは顔を見合わせて、部屋から出ていきました。

"お子さんのいいところ"を子どものいる前でご家族に伝えてもらうことはよくあると思うのですが、

わたしは最近、"ご家族のいいところ"も、

ご家族のいる前で子どもご自身に伝えていただくことがしばしばあります。

"ほめるのがだいじ"。

ならば、子どもと家族が双方とも、大切な誰かにほめられてほっとしたりうれしかったりする気持ちを実感しあえたらよりいいな、と思うからです。

お母さんにほめられている子どものはにかんだ笑顔はすごく素敵だし、

お母さんをほめている子どもの顔も、ほめられているお母さんの照れ隠しのおどけた顔も、

わたしはとても好きです。

あたまをつかうとうれしくなる

とくに言葉を獲得していく過程の子どもは、
おとなの言葉に誘導されて、いろいろな単語を発することも多いです。
「痛い？」「……いたい」
「痛くない？」「……いたくない」
（どっちだ……？？）みたいなことは診療でもしばしばあります。

ある子どもさんが、ひらがなの勉強をしていました。

"にんげんは、かんがえるとき、あたまをつかいます" という教科書の文章。

おお、すごい内容だなぁ、と思いつつ……

「がんばってるねえ。○○ちゃんは、あたまを使うとどんな気持ちになる？」
と聞いてみました。
「んー……うれしくなる！！」
「そうかぁ！　じゃ、あたまを使わないときは？」
「んー……かなしくなる！」

おとなの言葉がけによって、子どもが発する言葉は大きく変わってきます。

だからこそ、子どもへの言葉がけのときは、

自分が誘導していないかどうかを意識していたいなと思います。

どんな気持ちも状態も大切で、安心して表現しても大丈夫だということを共有したうえで、

医療のようなつらいことも多い現場だからこそ、

その子どもの本当の願いをのせた言葉が引き出せるような言葉がけができたらいいな、と思います。

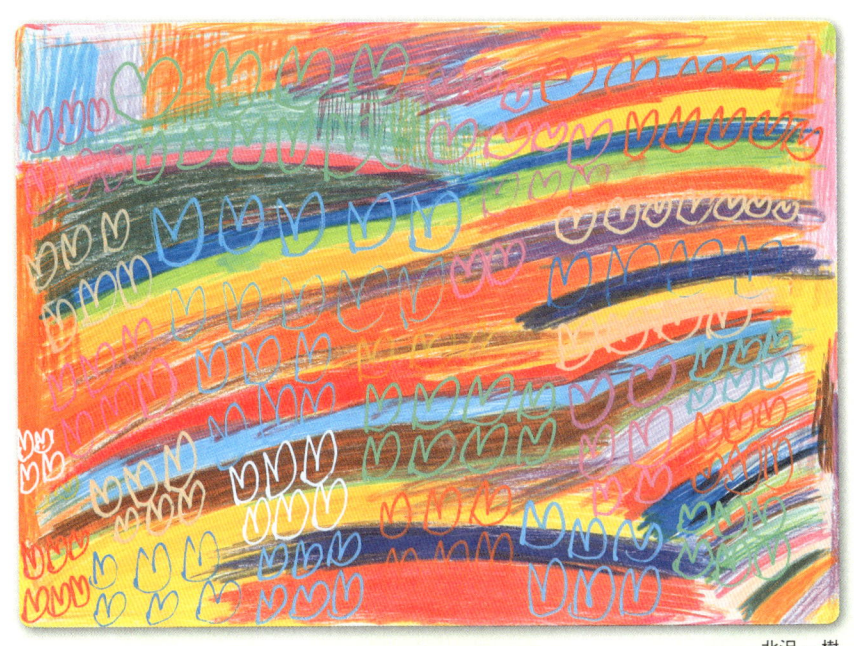

北沢 一樹

おとしたらひろえばいい

診察室の机の上には、いろんなおもちゃやつみきを置くので、子どもが手を伸ばして遊びます。
1歳前後の子どもは、手を伸ばしてつかんで、口に入れたかと思うと投げてつぎのものに手を伸ばすので、
床にいろんなものが落ちることになります。

ある日に訪れたお子さんも、つかんでは離すので、次々に床にものが落ちます。
お母さんはそのたびに、「すみません、もう」と謝って、拾おうとしてくれます。

「おかあさん、大丈夫です。落としたらあとで拾えばいいので。
それにしても、じょーうずに、つかんで離しますね」
とお伝えすると、あ……とほっとした顔になりました。

物を投げるのも、ぐちゃぐちゃにして手づかみで食べるのも、
「いやー！」って叫ぶのも、人見知りをするのも。
対応に手間がかかることもあるけれど、見方によっては、
子どもの人にとっては、3ヵ月前にはできなかった、小さな進歩かもしれません。
ほんとうはうれしいことなんだけど、目の前の大変さで、両手で喜ぶことができないこともあると思います。

「落としたら拾い、散らかしたら片づける」。
シンプルだけどご家族だけでは大変なこともあります。だから、みんなでやっていくことで、
子どもの成長をこころから喜べる環境づくりができるかもしれないな、と思った一日でした。

ほんまもんやで、よかったなぁ

せっかくの休日に病院にくるのは、
お子さんにもご家族にとっても、きっとつらいことだと思います。
ある祝日の救急外来。お母さんの言葉がとても素敵で、胸に残りました。

もしもししようね、わ、上手、とわたしが診察をはじめるとその横から、
「○○ちゃん、これがほんまもんの聴診器やで、よかったなぁ、いつも遊んでるやつのほんもんやで、
じょうずにしてもらってるやん、すごいなぁ」
と声をかけてくれました。
きっとお母さんにとっては、ほんとはちっとも「よかった」ではないかもしれないけれど、
そこで、「残念な受診」にせずに、「本当の聴診器で診察を受けることができて、いい体験をしたね」と、
事実を子どもにとっての大切な経験にかえることを、助けてくれました。
本当にすごいな、と思います。
いい声かけをありがとうございます、とお伝えして、見送りました。

たくさんの子どもと家族が、病気があってもなくても、
ひとつひとつの体験を、大きくなる力に変えられるように。
おとなのひとりとして、微力ながらできることを探っていこうと思っています。

あめみたいな、おくすり

学校にこわくて行けないお子さん。
「学校できもちが悪くなったらどうしよう」と思うとこわくてこわくて帰りたくなると話してくれます。
こわくなったときに、どうしたらいいかわかっていると少し楽ちんかな？　とたずねてみると、
「あめみたいな、おくすりがあるよ」と教えてくれました。
でも、それ以上のことはふっとだまってしまいます。

あとからお母さんに聞くと、お父さんがその子に、よくなる薬だよとあめ玉を持たせたそうです。
ある日、その子が弟に、「レモンのあめをあげるね」とひとつ渡そうとすると、
お父さんが「あめだと思うなら飲まなくていい！」と激怒したんです、とお母さん。

「あめ"みたい"な、おくすり」
とわたしに伝えてくれたその子のやさしさと繊細さを感じました。
同時にその子の苦しさも、お父さんとお母さんのやさしさと苦しさも、痛いほど感じました。

「お父さん、でも、これはあめだよ」
「あのね先生、お父さんには言わなかったけど、おくすりじゃなくてあめなんだよねー」
その子はそうは言いませんでした。言えなかったのかもしれません。
子どもが子どもらしくいたり、発言したりすることは、実はあんまり簡単なことではないのだと思います。

お父さんの願い、お母さんの思いやり、その子のやさしさ。

みんな一生懸命だからこそ。

がんばりすぎないで力を抜くことが、渦中にいる当人たちにはとても大変なことだからこそ。

少し外側から、支えることができたら、と思います。

いつか、

「お父さん、いっぱい考えてくれたけど、あれは、やっぱり、あめだったよね、ふふふ」

って、家族みんなで笑えるように。

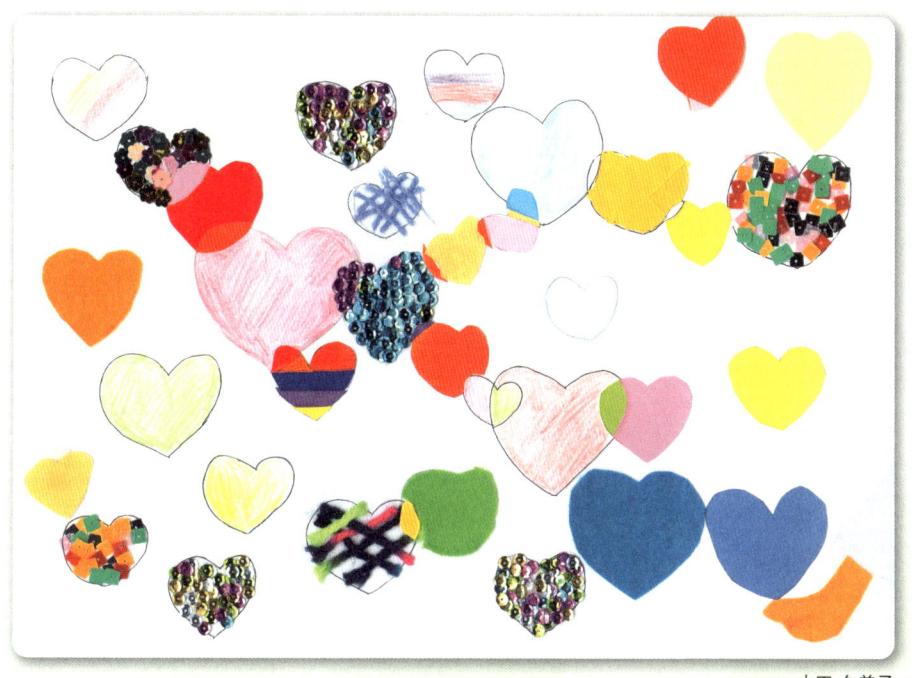

小田 久美子

おなかいたいとおかあさんがおこる

おなかが痛くて外来を受診して、その原因が便秘だった、ということはとても多いです。
浣腸をしてすっきり、小躍りで帰るうしろ姿。
いろいろな意味で、ほっとして見送ります。

ある日、永らく便秘で悩んでいるお子さんが、おなかを痛がり救急を受診されました。
産まれてからずっと便秘だというので背景にほかの病気がないかなと思って、詳しく話を聴いていました。
「それはいままでずいぶん、お子さんもお母さんもきっと何回も何回も大変な想いをしたでしょう」

お母さんが言います。
「便秘なんかで来て、ごめんなさい。便秘でもちゃんと話を聞いてくれると思わなかった」

便秘はあなどれないもので、奥が深いです。
背景の病気というだけではなくて、
排便をがまんしたり、おなかが痛い経験をしたり、
頻回の浣腸が恐怖の体験になったり、おもらししたり、
学校でいやな想いをしたり。
子どもの自尊心や、恐怖心や、不安などにかかわる大切な問題なのです。

と、お母さんに伝えると、
これまで、排便のたびに泣き叫ぶ子どもとつらい想いをしてきたことや、

つい、その切迫した状況に顔が険しくなるからか、子どもに
「おなかいたいとおかあさんがおこる」
と言われてはっとしてショックでびっくりしたことを話してくれました。

だれもおなかの痛いわが子を怒りたいわけではないと思います。
でも、頻回のことで、せっぱつまって、そんなふうになってしまうことも、あると思うのです。

だから、わたしたちにできるのは、
お母さんが険しい顔にならなくてもいいように
サポートすること。
もし怒ってもへこみすぎないように、
そばにいること。

きっと便秘だけではありません。
怒ってしまうご家族にこそ、
あったかいことばをかけられる、
そんな診察室でありたいな。

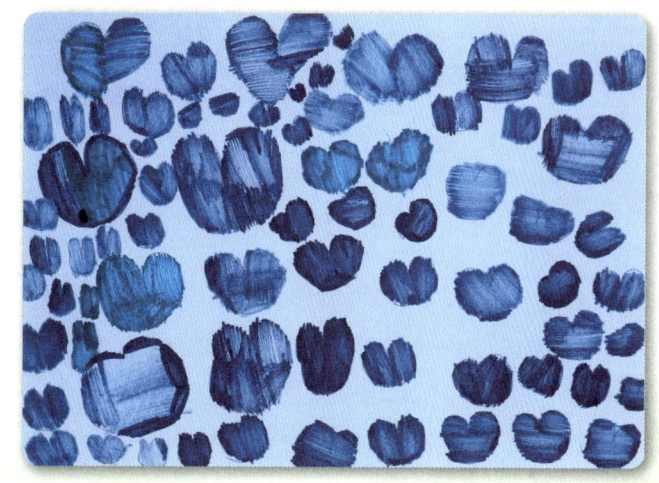

森 達哉

レッテル

子どもの人にかかわるとき、できるだけ貼られたレッテルの向こうがわのその子と、
ともにいられたらと思っています。

たとえば、「言ってもやらない」「約束を守れない」というレッテル。
きょうの外来にきてくれたのは、絵の上手な優しい子です。
不注意や多動についての診断をされたことがあります。

忘れ物チェックリストで忘れ物が減っていたのですが、
最近は面倒でやらなくなってきて、忘れ物が増えてきて、
怒られることも増えてきて、先生がやってと言っても走って逃げ……
というような悪循環に陥っていました。
「言ったことをちゃんとやってくれない」とお母さん。

でもその子は、前回の外来での約束はよく覚えてきてくれます。
「つぎは、なまはげの絵を描いてあげる」と言うと、
かならず覚えて描いてきてくれます。
前回は、宿題をやってから遊びに行く約束をみずから宣言してくれたのですが、
「先生と、こないだ約束したのなんだっけ」と、わたしがなまはげのつもりで聞いても、
「しゅくだい……」と覚えていて、実際に宿題をやってから遊びに行っているようです。

もちろん、子どものことを想うと、あれもできたらいいな、もっとこうならいいな、
でもいまは……できない！　と苛立ってしまうのも、自然な感情かもしれません。
でもまずはいまその子ができていることをだいじにまなざし、とどまることを大切にしたいなと思います。

お母さんの前で、宿題をやっていることを絶賛すると、とてもうれしそう。
「忘れ物リスト、もう一回やってみない？」
「リストのまるつけ、楽しくなるように、
シールかスタンプにするのはどう？どっちがいいかな」
と相談すると、悩んでシールを選んでくれました。
少しだけ笑って。

子どもとっては、レッテルの向こうにあるその姿に、
まなざしが向けられ、ほめられる（純粋にポジティブ
な関心が向けられる）という体験は本当に大切です。
そのうえで、自分で選択するスペースを用意すること。
でもそれはすごく近くにいる人には、
大切すぎて近すぎて難しいかもしれない。
だったらちょっと離れたところにいる人が、
それをできたら、と思います。できる人ができるところで、
いろんなその子の姿をだいじにできたらいいな。

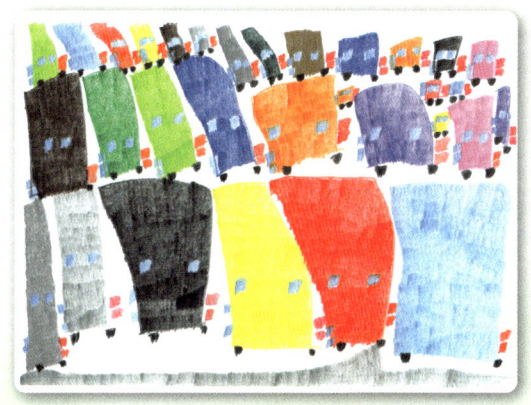

鈴木 貴哲

あなたは、いいこだよ

こわくて、学校にいけない。
悪口を言われる。バイキンだって言われる。にらまれてる気がする。

きょうはなんで、来てくれたの、と聞くと、
「自分の、ひととうまくできないところや、悪いところを、直したいから」

口をぎゅっとしめ、じんわり涙が浮かんでいます。
思わずその子の手をとります。

「あなたは、いい子だよ、大丈夫、じゅうぶんがんばってる、よくきてくれたね」
学校に行くのは大切です。
わたしは高校中退だったので、学歴のだいじさはよくわかるし、
勉強以上に素敵なものが学校にあっただろうという羨望のようなものもあります。

でも、学校に行けるかどうかは、たくさんの評価のうちのひとつです。
その子は、料理をいろいろ知っていて、歴史が好きで、挨拶がちゃんとできる、素敵な子でした。

身近な人にもできることがたくさんあります。
自信がないとき、八方ふさがりな気がしているときにほしいのは、

「自分が大丈夫でだいじな存在」だと、（伝える側の人に自信がなくても）くりかえし伝えてくれること、
かもしれません。

不登校で悩むときには、ご家族も自信をなくしていることも多いです。
でもというか、だからというか、
あなたはいい子、大丈夫、と、
そっと、伝えてあげてください。
子どもにも、ご家族自身にも。

あなたはいい子、大丈夫。
お母さんもいい子、大丈夫。
お父さんもいい子、大丈夫。

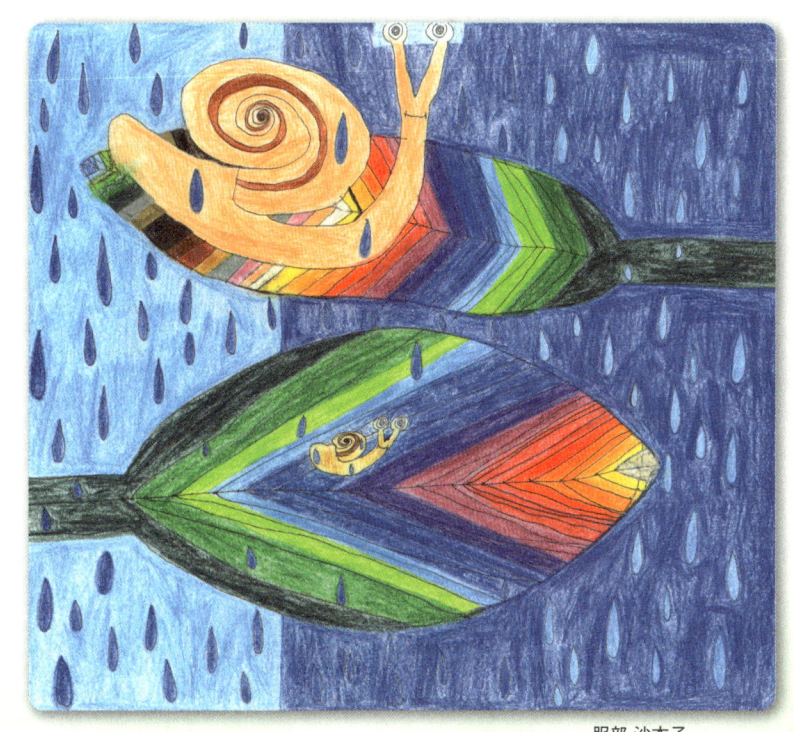

服部 沙衣子

いまの声かけ、すてき

ご家族によく、お子さんがいいことをしたら、即座にほめてくださいね！　とお伝えします。
けれど、きっとご家族だって、すんごくがんばっているし、
それをちょこちょこ、すぐにほめられる経験があったほうが、
お子さんをほめるメリットも実感しやすいのではないかなと思います。
だからわたしも、できるだけアンテナをのばして、ご家族の素敵なポイントをいつも探しています。

乳児健診で、きょうだいの人が、赤ちゃんの投げたおもちゃをひろったのを見て、ご家族がすぐ感謝を伝えてくれたとき。
もしもしをがんばったのを、ご家族がすぐにほめたとき。
まだ単語の出ないお子さんが車を持っているのを見て、ご家族が「くるまだねえ」とにこにこ声掛けをしているとき。
おうちでお子さんが作った作品を、荷物が増えるのをいとわずにわざわざ持ってきて見せて「うまいんですよ」と教えてくれたとき。

「いまの声かけ、すてきですねえー！」
と、すぐにわたしも、声をかけるように心がけています。
子どもも家族も、ほめるところがたーくさんです。
いいとこさがしの循環、診察室の中でも、回るといいな。
みなさんのおうちでも、ぜひおとな同士がまずほめあってみると、
毎日がちょっと、素敵にいろどられるかもしれません。

いたずらも、できることがふえた

冬らしくなってきた、ある日の診察室。
外来はあったかいのですが、お母さんや子どもの恰好がもこもこなので、
きょうはきっと日中も寒かったんだろうな。

外来で発達の相談をさせていただいているお子さんとお母さん。
年下のきょうだいさんと一緒に、わたしのおもちゃ入れをあっというまにうばって、
中身をみーんな、床に放り投げてしまいました。
外来がひととおり終わって歩いていたら、売店の前に座っている3人を見つけました。
声をかけてベンチに座ってお話ししていたときに、お母さんが一言。

「あのね、でもね先生、いたずらも大変なんだけど、
いたずらでできることも、増えたんだな、って……」

わたしが "いたずらでもできることがふえましたね" というのと、
毎日ずっといっしょにいるお母さんがそうおっしゃるのとでは、
きっと違った重みがあると思います。

○○くん、すごいね。お母さんも、ほんとにすごいね。
できることが増えたって一緒に喜んでもらえて、ほんとによかったね。
こころぽかぽかあったかくなった、外来からのかえり道でした。

お母さんも、泣けたよね

大きい病院で手術を受けたことのあるお子さん。
聴診器のもしもしで、「いたい！」とすでに大泣きです。

「もしもしは痛くないでしょ！」とお母さんがおっしゃるので、
わたしは聞こえないふりをして、

「そっかー、痛い気がするよね、がんばってるね」
と声をかけながら診察をします。

すると、お母さん、はっとして、
「そうか、"痛い気が"するのか、そうだね」
とお子さんに話しかけ始めます。

お子さんは泣いていて上の空。
でも、お母さんは膝の上にその子を抱いたまま、話し続けます。

「そうか、だからね、泣けるよね。痛い気がね。いっぱい痛い想いをしたもんね。お母さんも、そのとき
は、泣けたよね。〇〇くんが手術に行くときね、泣けたよね……」

痛い思い出があると、身体が傷つかなくても、痛い気がする。

子どもが痛いと、お母さんも痛い気がする。

人間は想いを馳せることのできる生き物です。

目の前の子どもとご家族が、また教えてくれました。

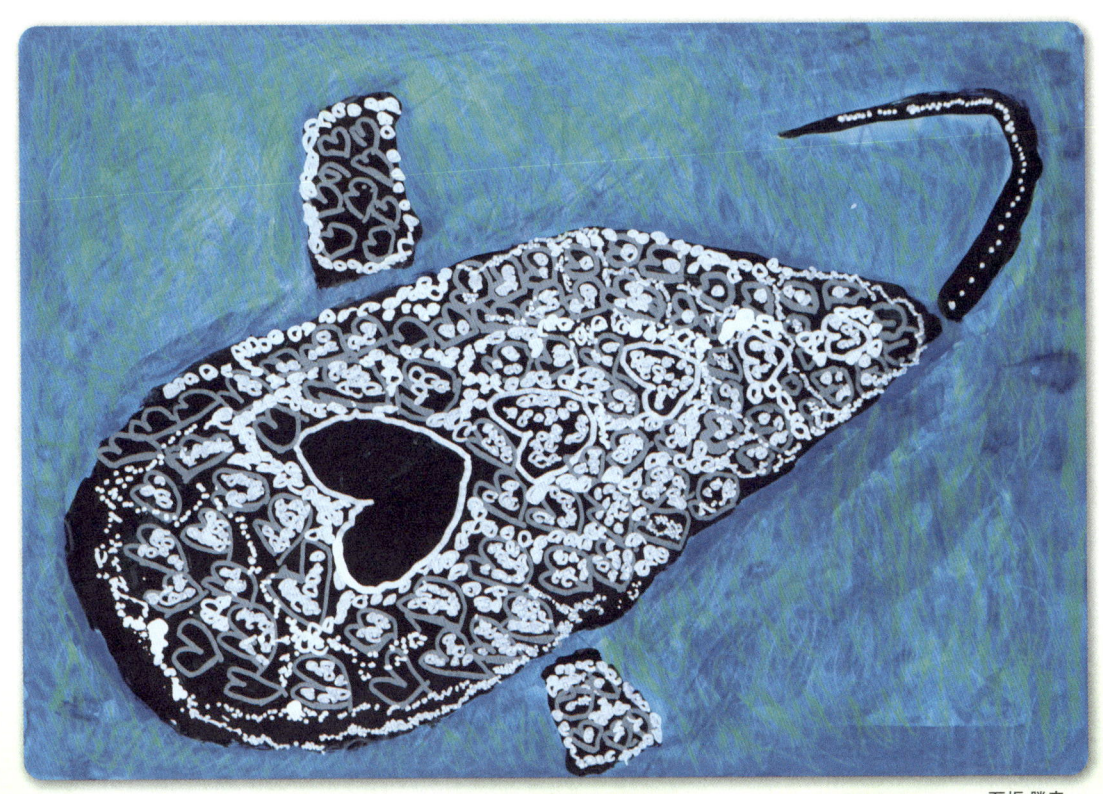

石坂 勝彦

一生走れないかと思った

心臓の病気の定期的なフォローにいらした男の子。きょうは、走りながら心電図をとる検査です。
この検査で異常がなければ、外来にもうこなくていいでしょうという、
その子にとっては節目の検査になります。

これは結構大変で、ジムのランニングマシーンみたいなものの上で走るのですが
どんどん速度が増していきます。
途中で、「もうむりー」となるお子さんもいます（運動が苦手なわたしは横で、うんうん、と思います）。
その子は強くて、いちばん最後のレベルまで走りぬいて検査を終えました。
「すごいねえ、とちゅうでおしまいにする子もいるけど、がんばったねえ」
とお子さんに声をかけると、お母さんが、
「当初は、インターネットなどで調べまくって、この子は一生障害を背負って、
走ることなんてできないと思っていたから、不思議な気持ちです。ありがたい」
とお話しされていました。横でその子ははにかんで聞いています。

実際にはその病気で一生走れないというのは、非常にまれなことです。
でも、わたしたちが病状説明をしたそのあと、
ご家族がお子さんの将来についてどんなイメージをふくらませて、
どんな気持ちで時間を過ごしているのか……。
診察室を出たそのあとの表情も、いっしょに共有できるような仲間でいられるために何ができるだろう
と、考えるきっかけをもらったひとこまでした。

サンタのために

赤ちゃんさんの1か月の診察にやってきたお母さんと、お兄ちゃん。
赤ちゃんはとても元気です。お母さんの体調はどうですか、と聞くと、
12月23日に里帰りから地元に戻ってきたばかりな
ので大変です、と。思わず、
「ひゃー、それはクリスマス前の大変な時期を、なぜ
選ばれたんですか？」
と聞いてしまいました。

すると、ちゃんと理由がありました。
年上のごきょうだいが、赤ちゃんが生まれる前に、
サンタに手紙を書いたそうです。
クリスマスイブに里帰り先にいては、サンタが迷っ
てたどり着けないだろうと、
その子が心配していたそうなのです。
それで、23日に里帰りから戻った、と。
きょうだいさんのサンタへの気遣いと、
ご家族のそれを実行する愛情と、
元気に順調に育つことでそれを支えている赤ちゃん。
メリークリスマス、はみんなの力。
みなさんにも、メリークリスマス！

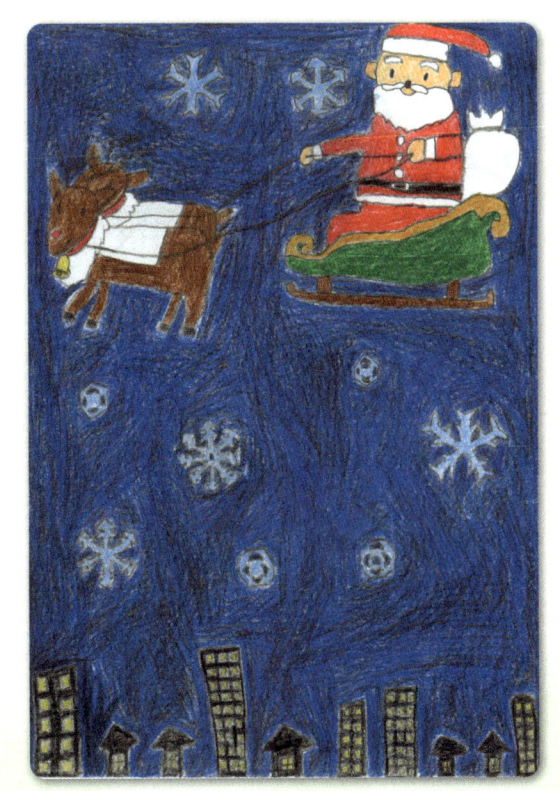

丹 宣真

強く、泣いたんです

泣き止まない子どもを前にするのは大変なことです。
一方で、なかには、強く泣くことができない子どももいます。
ある生まれつきの病気で、なかなか上手におっぱいを飲めず、体重の増えや発達もゆっくりな赤ちゃん。
入院からは脱しても、まだこまめなフォローが必要で、
ほとんど毎週、外来でお子さんとご家族に逢っています。
ひかえめなお母さんで、あまりたくさんのことをおっしゃらないですが、すごくやさしい、
愛があふれる方です。

ある日の診察のおわりに、お母さん、なにかほかに、なんでも、ありますか。と聞くと、
「あの、じつは。動画があって……」
うん、うん。
「あの、はじめてすごく、強く、泣いたんです」
ぜひみせていただけますか、と、みせてもらいました。

これまでそのお子さんは、か弱く泣くことしかできなかったのですが、
なんと、おんぎゃ〜と顔をぐちゃぐちゃにして、全力で泣いている！
5分近いその動画を、お母さんと、じーっとだまって、みていました。
子どもが強く泣き続けるところを、思わず、ひたすら撮り続けたお母さん。
その気持ちに想いをよせると、
感情的になってはいけないと思いつつもつい、
胸がいっぱいで、声がつまります。
言葉を失ってしまって、かろうじて、
「すごいですね、〇〇ちゃんの、生命力……」
と、医学的でもなんでもないことを言って、
お母さんと握手をすることしかできません
でした。

いのちはほんとに奇跡のあつまり。
あたりまえ、はなんにもありません。
診察室でできることは本当にわずかです。
でも、子どもや家族が少しでも幸せでいら
れるように、
自分に与えられた役割を考えつづけていき
たいな、と思っています。

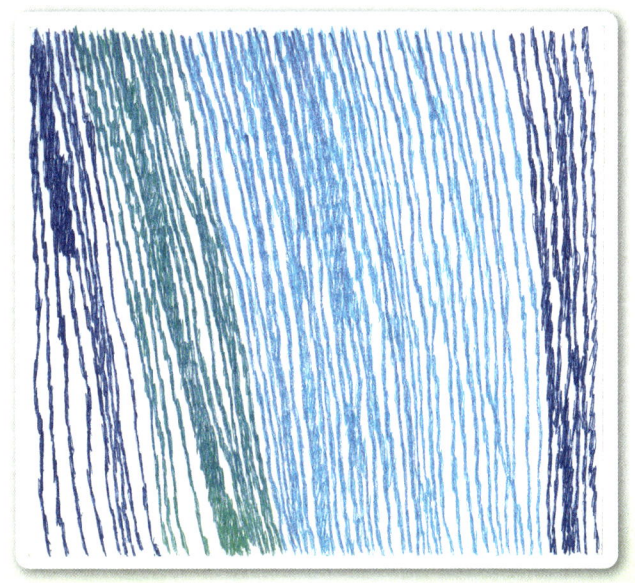

鈴木 貴哲

後押しのチャンス

子どもがインフルエンザや胃腸炎にかかったときに、
ご家族も……ということはもちろんよくあります。
入院が必要になったときに、病棟の管理上、面会や付き添いをお断りしなくてはならないことも。
インフルエンザの合併症で入院することになったあるお子さんのお母さんも、
同じく、インフルエンザにかかっていました。
面会制限についてお伝えすると、それまで不安げながらも気丈にされていたお母さんは、
ぷつんと糸が切れたように泣き崩れました。

「これまでひとりで寝たことがないのに、きっと無理だと思います……、、、」
お母さんはいろいろ悩まれましたが、最終的にはがんばってお泊まりすることになったその子。
数日の入院でしたが、ひとりでも眠ることができるようになり、
保育士さんと遊ぶことができるようになり、ひとり遊びも少しの時間、できるようになりました。
あるいは、実はもともとできたのかも、しれません。

○○ちゃん、お母さんがいなくてつらかったけど、がんばったね。
お母さん、○○ちゃんがいなくてつらかったけど、がんばりましたね。
入院はつらいこと。でも、病気を治すばかりではなく、
子どもの可能性の壁を病気の勢いで（偶然でも）とりさったり、
ご家族が子どもの力のあらためて気がついたりするような、
後押しのチャンスになることも、あったらいいなと願っています。

いちばんの専門家は

子どもの診療において、子どもとご家族の声にまさる「根拠」はないのかもしれません。

わたしたち医療者にできるのは、一般的な科学的根拠と、現在の患者さんの状態をてらし、
より適切なサポートを探すことです。
でも、ご本人やご家族の「第六感」のようなものは、
わたしたちの力が足元にもおよばないほどの繊細なものだと感じることがしばしばあります。

けいれんが止まらない、難治のてんかんのお子さん。
もう、お母さんがとってもよく、彼のことを知っているので、
薬の種類やタイミングも、はじめから一緒に相談します。

けいれんが止まらなすぎて、4種類目のお薬を使おうか、悩んだとき。
「いま落ち着いた顔だから、少し薬なしで様子をみていいですか」

そしてほどなく、状態がすうっと落ち着きました。

病気だけではないと思います。
子どもとご家族は、いちばんの専門家です。

きょうだいパワー

待合室にお迎えに行ったときにきょうだいの人がいれば
「一緒についてきてくれたんだね、よかったらみんなでどうぞ」
と招きます。

きょうだいの人がいてくれると、
「おねえちゃん、おうえんしていてね」
「ほら、みてくれてるよ、せーの」
などと声かけがしやすく、診察室での一体感のようなものが高まります。

実際に、乳児の人でも「ふがふが、うーうー」となんとなく応援してくれていて、
「おお、しゃべっておる……」とみんなで勇気が出たりします。
さらに、きょうだいの人が参加していると、医療者の説明も、おのずとていねいになります。
きょうも、肺炎の説明をしているときに、ごきょうだいが
「これは 〇〇くんのしゃしん？（レントゲン写真を見て）」
「だから、まいこぷらずま、かもしれないってことか」
と合いの手を入れてくれるので、
おのずと説明はそのお子さんに伝わるような内容をはさんだ感じになりました。
実は、そのほうがお子さんご本人はもとより、ご家族にも伝わりやすいこともあるかもしれません。

専門用語を使って、質問はありますか、となりがちな診察室で、
きょうだいさんの参加は、いいバランスをとってくれるな、と思います。

なにより、彼らは診察室から帰っても一緒にいるのです。
わたしたち医療者よりもずっとずっと、長い時間。
おなじ屋根の下のきょうだいたちがお互いを理解して応援しあえるようなお手伝いを、
微力ながらできたらいいなと思っています。

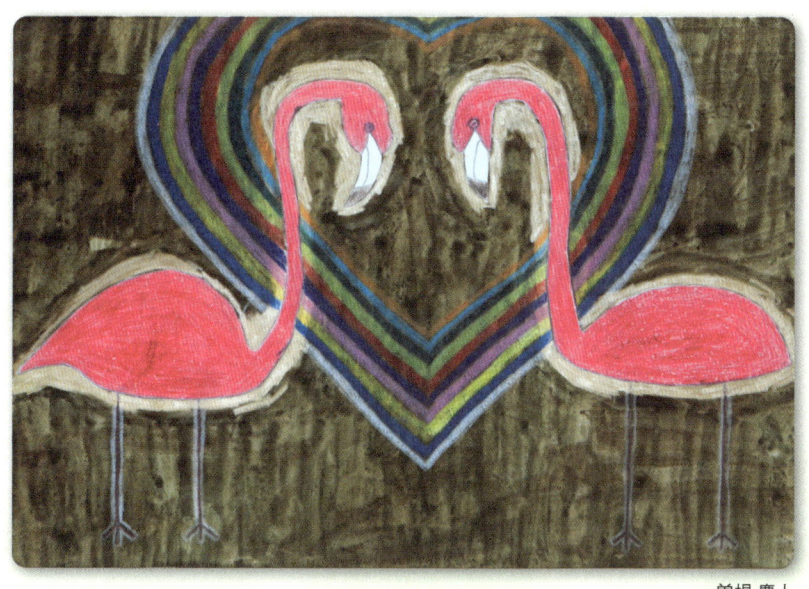

曽根 慶人

スーパーに行くんです

ずいぶん長い入院生活をこえて、やっと退院した子どもとお母さんが外来に来ました。
経過がよく、元気に過ごしています。お母さんがお化粧をしっかりしていたので、
「あ、〇〇さん、したまつげのマスカラしてるの、はじめてみました」と言うと、
「だって先生、きょうね、スーパーに行くんです」

お母さんは退院してから半月のあいだ、
子どもを連れて外に行くのがとても怖くて、出かけられなかったそうです。
なにか病気をもらうんじゃないか、思いがけない悪いことがあるんじゃないか、って、
不安で出られなかった、と。
でも数日前に、お風呂場でお子さんの後ろすがたをみたときに、
つぎの外来で大丈夫だったら出かけようと決心したそうです。
「わたしがひるんでいると、この子も遠慮しているのがわかって」
「だからきょうはね、いっしょにこの子とスーパーに行くんですよ。
ひさしぶりのお出かけでもう、どきどきはらはらうきうきですよ」

病気になったとき、日常の"あたりまえ"は大きく変わります。
それをどのように受け取って、過ごすか。
病気の子どもと家族はたくさんのことを教えてくれます。
いろんな葛藤のまじったお母さんのしたまつげ。
目頭が熱くなりながら、ふたりを見送りました。

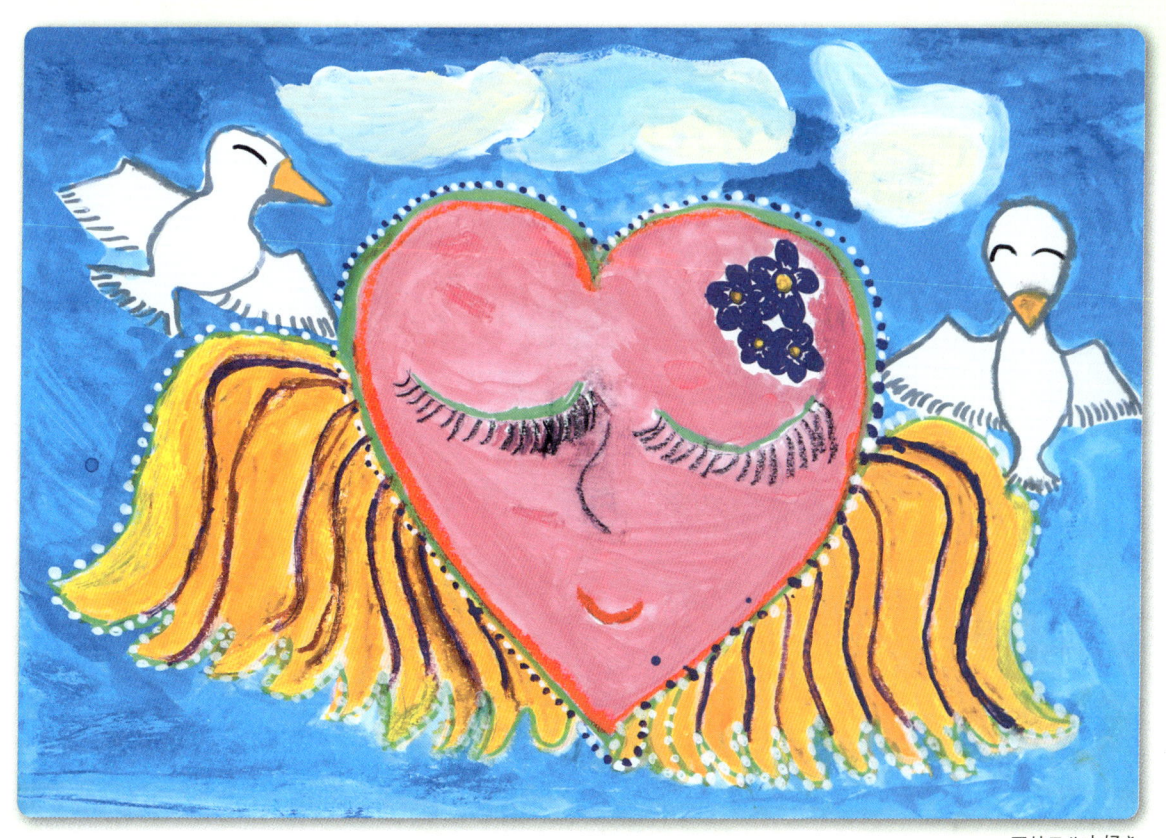

アリエル大好き

月がかわるのもうれしくて

あっというまに、今月ももうすぐおしまい。
月の最後になると思い出す、あるお母さんのことばがあります。
そのお子さんは重い病気とともに生活をしていて、たくさんのことばを話すことができません。
でもその子なりに、笑顔や顔色やうなりごえや手の動きで、気持ちを伝えてくれます。

月がかわったある日のこと、とても機嫌のいい様子だったので、
何かいいことがあったのかたずねました。
お母さんが笑って教えてくれます。
その子に語るように。
「この子の人生はうれしいことが多くて、ねー、
なんでもうれしいんだよねー、
きょうは月の始まりだから、
月がかわるのもうれしくて、
きょうはこんな感じですよ、ねー」

しあわせは気づくもの、よろこびは感じるもの。
月のおわりに、また思い出して、
おかげでわたしも
うれしさのお裾わけをいただいています。

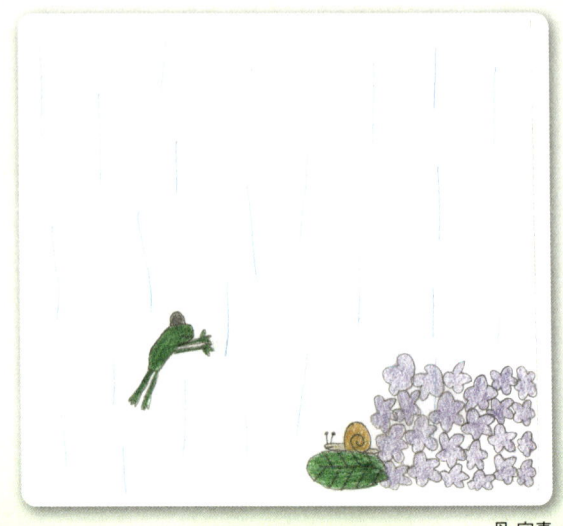

丹 宣真

チームができたみたい

あるお子さんが「いすをかいてもいい？ と聞くので、どうぞ、と紙をわたすと、

「いすいすいすいす」
と、いっぱいに書かれた紙をくれました。

あ、絵ではなかったのか！いす、たくさん書けたねぇ。
お母さんと顔を見合わせて笑いました。
お母さんがすかさず上手にその子をほめてハイタッチをしてくれました。
「それにしてもお母さん、出逢って半年くらいになりますが、○○ちゃんもできることが増えたし、
お母さんの、ほめ方やかかわり方が、本当に豊かになりましたよね。
わたし、お母さんのことを尊敬しています」
とお伝えすると、お母さんの顔が母モードからゆるんで、涙があふれてしまいました。
「なんだか不思議なんですよ。
人を頼っていると、頼っているうちに、ひとりじゃなくて実はいろいろ助けてくれる人がいて、
なんだかチームができてきたみたいな……」

「チーム」という言葉は、いろんなところで汎用されます。
同じ目的で、違う視点で、子どもとご家族を囲んでいる人たち。
本当に「チーム」になるために、そのそれぞれが、うまく情報共有をして、
上手につながれたらなおいいな、と日々のモヤモヤのなかで、考えています。

くさむしり

草むしりに出席させないでくださいと学校に言われたと、
お母さんが悲しそうにやってきました。

その子は虫が大好きで、草むしりをすると虫がいなくなってしまうので、
不安で悲しくて草をむしらないのはもちろん、
パニックになって泣いてしまうので、行事にならないのだそうです。

うーん。クラスをまとめる先生の苦労も、たしかにとても大きいんだろうな。
でも、草むしりで虫に想いをはせるその子と一緒に
草むしりのことをちょっと立ち止まって考える、というのも
もしかしたら、だいじなことなのかもしれません。

「にんげんがあたりまえにしていること、って、ほんとはどうなの?」
生きにくさをもった子どもたちはいつも、
身を呈して、社会の問題をそっと教えてくれているように思います。

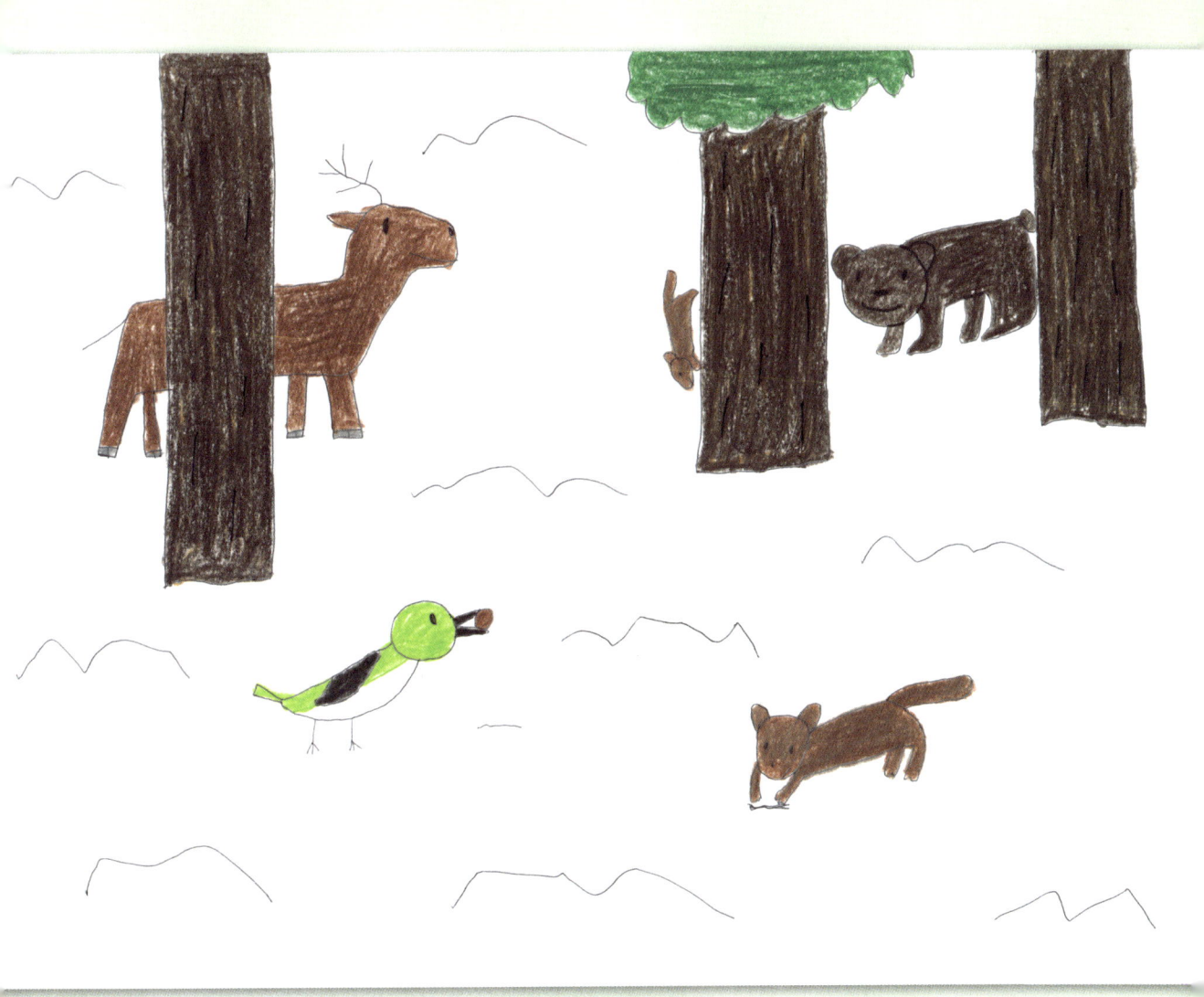

きょうはちっくんはありますか

診察のとき、最初に子どもの人に「〇〇ちゃんがいちばん困っていることはなんですか」
と聞くのですが、けっこう多い答えが、
「ほら、あったでしょ、先生に聞きたいこと！」とご家族にうながされ、もじもじしながらのこんなことば。

「あの、きょうは、ちっくんはありますか」

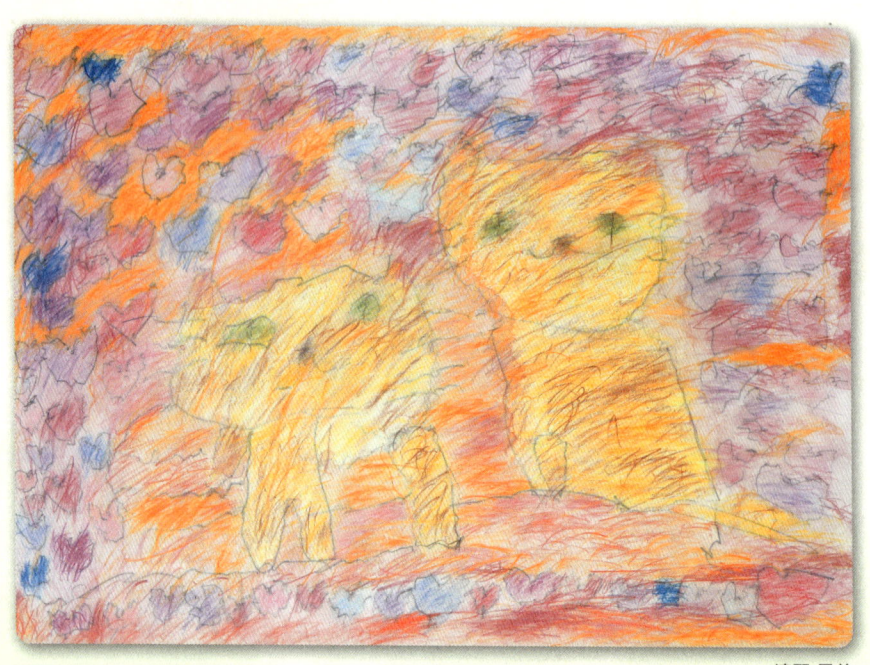

清野 里美

うんうん、子どもにとってはすごくだいじなこと。
きっとここにくる前に、
病院に行こうね、「やだ！」、なんで！？、「ちっくんだから！」、まだわからないでしょ！
みたいなやりとりがあるのかなぁ。

子どもの人と目線をあわせて、
「まずはもしもしして、もしちっくんが必要なら、
ちゃんとそのまえに〇〇さんに伝えるからね、協力してね」とお話をすると、
うん、となることが8割、ぎゃーっとパニックになることが2割くらい。

うん、となると、そのあとの診察での協力体制が築きやすいし、パニックになっても、
ちゃんとそこで説明があったということを案外覚えてくれている子どもの人もいます。
大人も子どもも、目的の共有はとっても大切ですね。

病院について思うところのあるお子さんを、
ご家族があの手この手で連れてきてくれるのはとても大変なんだろうな。
それでもたどりついてくれてありがとう。
少しでも、きてよかったと思える診察室になるように、きょうも工夫をさがしています。

しょうがいがあるかしらべにきた

子どもの発達や集団での様子が気になるとき、
お子さん自らが「病院に行きたい」ということはあまり多くありません。
みんなそれぞれに、ご家族や周りの人にいろんな声をかけられて、
診察室にやってきてくれます。

わたしはお子さんには、
きょうは〇〇さんがお話したいことがあってきてくれたのか、
おうちの人が相談があって連れてきてくれたのか、
をたずねたあとに、
おうちのひとは、なんて言って〇〇くんをここに連れてきてくれた？
と聴くことにしています。

子どもにとって、どんな想いで、どんなつもりで、
いまこの場所にたどり着いてくれたのかを、少しでも共有したいと思うからです。

あるお子さんに、ご家族になんて言って連れてきてもらったかを聞いたとき、
学校に行っていないその子は、こう答えてくれました。

「しょうがいがあるかを、しらべにきました」

わたしは切ない気持ちになって、

しょうがい、ってなんだろう、とたずねます。

「わるいところ」

「障害」というのは、なんでしょう。

同じ心身の特徴をもっていても、その人の特徴と、社会の構造や環境の掛け合わせによって、

どのくらい不便が生じるかは変わってきます。

わたしたちおとなにできることは、

子どもの特徴をいかに「障害」としてではなく、特長としてとらえることができるかを、

構造や環境を調整しながらいっしょに探っていくことなのではないかと思います。

その子には、

あなたの毎日が少しでも、楽しかった、きょうもよかったなーってものになるように、

応援できたらいいなと思います、と伝えました。

病院に行く前のご家族の気持ちも、その子の想いも。

想像しながら、胸がくるしくなりました。

"きみの毎日が、さらに素敵になるような応援団に逢いに行くんだよ"

まわりの人がお子さんにそう伝えたくなるような病院であれたら、と身が引き締まる思いです。

病院でのさまざまな傷つき：医療トラウマとは

「医療トラウマ」という言葉をご存じでしょうか。子どもが医療機関を受診する際、それが「つらさが取り除かれて良くなった」という良い経験になることもありますが、同時に、見知らぬ白衣の人に体を触られたり、難しい話をされたり、痛い注射をされたりして、必ずしも良いことばかりではないかもしれません。実際、80％の子どもと養育者・きょうだいは、重い病気や強い痛みを伴う処置で強いストレス反応を起こし、15〜25％の子どもには、その後もストレス反応が続き日常生活に影響を与えると言われています[1]。たとえ、客観的には重い病気や処置ではなくとも、人によっては深い傷つきを生むことがあります。

さらに言えば、病気の治療や処置だけでなく、子どもと養育者を急に分離すること、身体を拘束すること（たとえば注射時にタオルで巻くなど）、十分な説明をしないことや選択肢を与えないこと、説明なしに治療方針が変わること、病院内の掲示物（「暴力」「禁止」などのことば）が、子どもや養育者にとって傷つく原因になっていることもあるかもしれません。

ここでは、米国のナショナル・チャイルド・トラウマティック・ストレス・ネットワークが作成したツールキットで紹介されている、子どもの医療トラウマの予防のための3つのヒントを共有したいと思います。まず、苦痛を減らし、癒やすことが重要です。痛みがあればそれを和らげ、何が起きているのかを子どもにきちんと説明し、理解を確認しながら、質問や心配なことを話せるようにすること、選択肢を提供することで、身体だけでなくこころの痛みも和らげることができます。次に、子どもの気持ちをサポートすることです。養育者が子どものそばにいられるようにし、養育者自身を支えること、また、子どもが年齢や発達に適した日常の活動（遊びや学び）を続けられるようにすることが役立ちます。最後に、家族や養育者を支援することです。養育者のストレスを減らし、持っている力を引き出すため、地域との連携も重要です。

つまり、子どもの医療トラウマの予防とケアは、医療機関だけではできないのです。子どもを取り巻くすべての人や環境が、医療における傷つきを減らせるように子どもとまわりをサポートし、子どもが大切にしてきた日常や発達に応じて体験や関係性を維持できるように、できることを分かち合えたらと思います。

参考文献

1) The National Child Traumatic Stress Network.: Pediatric Medical Traumatic Stress Toolkit ForHealth Care Providers, 2014.

Column 内イラスト：浅野 開陸

おかあさんが
にゅういんしているときに

あるお子さんを待合室にお迎えに行くと、遊んでいたおもちゃを片づけて、
うれしそうについてきます。
「あのね……！」
うん？
「おかあさんがにゅういんしているときにね、わたしおもちゃであそんでまっていたの……！」
おおお、そうなの？？　お母さん入院していたんですか？？　大変でしたね！
お母さん、笑いながら言います。
「さっきわたしが別件で内科を受診していたので、
そのときに待っていたことを言っているんだと思うんですね」

いろいろあって、入院をなんどかしたことのあるお子さんです。
病気をなおすために家族とちょっと離れる→にゅういん、ということなのかも。
診察室に入っていくお母さんと離ればなれになるのは、
その子にとっては、「お母さんが入院した」、っていうことだったんだなぁ。
その様子を誇らしく語ってくれた姿がいとおしく、
医療の場面で無意識に使われるいろんな単語を見直す機会をもらって、なお感謝の夕方でした。

つぶにちょうせんしたいんだけど

大部屋に入院している子どもたちが、気がつくと互いに仲良くなっていることがあります。

朝の回診のとき、なにか聞いておきたいことはありますか、とたずねると、ある子が、
「そうだんがあるんだけどー！」

どうぞ、とうながすと、

「あのさ、つぶにちょうせんしたいんだけど！」

なんのことかよくわからず、詳しく聞くと（お母さんも助けてくれました）、
どうやら同室で仲良くなった少し年上のお友達が、
同じ薬を飲んでいることがわかったようです。
それで、その年上の子どもには錠剤が処方されているのに、自分は粉薬だから、錠剤にしてほしいと。

小児科では、錠剤が大きくて飲み込めないお子さんも多く、
また量の調整をしやすいことから、小さい子には粉薬を選ぶことがよくあります。

大きくなってどちらもいけそうなときには、どっちがいいかお子さん自身に聞きますが、
なるほど、錠剤かぁぁぁ。
そのお子さんは飲まなくてはいけない薬が多いので、なかなか手強い注文です。

でも、彼のチャレンジの気持ち、だいじにしたい。

ご本人に、かなりつぶの数が多いこと、だからしんどいかもしれないこと、
でもやってみたかったら応援したいことを伝えて、お母さんとも相談。

「7つぶなら、いけるんじゃねー？（にやり）」
よし！　とタッチをして、薬剤師さんと協力して、1日トライしてみました。

そして、飲めたんだなぁ、これが。
回診のときの、得意そうな満面の笑顔。

「こっちのほうが、にがくなかったよ！やってみてよかった！つぎもこれでっ！（にやり）」

いい顔すぎる……
お友達も、うれしそう。

子どもたちはどんな環境でも、自らに必要なことをともに学び、伝える力をもっているんだと、
また教えてもらいました。

ぼく、泣いたけどね、動かなかったの

医療的な処置（注射など）をする際には「プレパレーション」を行うのが有用だとされています。
「こころと身体の準備」といったところでしょうか。
子どもにもきちんと処置の内容について予告し、ながれを説明し、
不安や痛みなどを楽にする方法について一緒に考えておく、ということです。

採血や画像の検査などを行う際、何も説明をしなければ、子どもとしてみると、
例えるなら宇宙人に拉致されて監禁され、
わからないことばでがやがやするなかで変な道具がどんどんでてくる、という状況になるわけです。
小さな子どもの場合には、処置室にあるものは全部自分用だと思ってしまうこともあるかもしれません。

そのため、どんな子どもに対しても、これから行うことの流れ、少し痛いこと、
でもすぐ終わること、泣いてもいいこと、などをきちんと伝えることが大切です。

とくに、ちょっとであろうと痛いものは痛いので、
泣く権利があること、泣いてもよいのだと保障すること。
たとえば「〇〇さん、泣いてもいいけど、動かないようにがんばるのがお仕事だからね」
という声掛けをするなど。

ある日ベッドサイドに回診に行くと、「あのね！」とうれしそうに話しかけてくれたお子さんがいました。

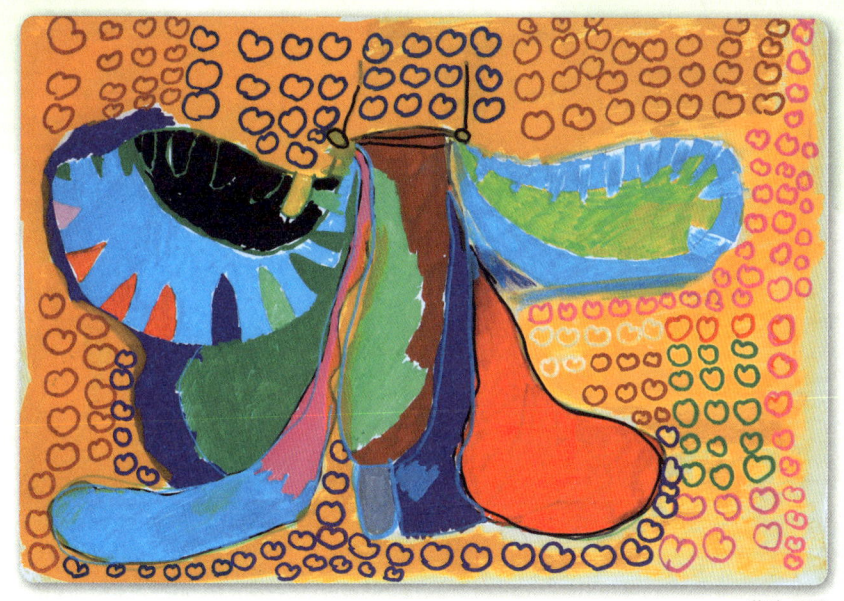

菊池 亜美

「きょうのちっくんはね、ぼく、泣いたけどね、動かなかったの！！」

たぶん、その日採血をしてくれた看護師さんがちゃんと、
プレパレーションをしてくださったのだと思います。
わたしもうれしく、全力でほめてハイタッチです。
プレパレーションは医療者だけではなくて、
ご家族もそれ以外の方にももちろん、できるヒントのひとつです。
子どもの自尊心をサポートする機会はたくさんあります。
うまくみんなでそれを生かして、子どもを応援したいな、と思います。

おさとうのはいってるのは

外来に向かう途中に売店があります。

ひとりのおじいさんが、車いすに座って、売店の入り口のちょっと外側で、

じーっと中を眺めています。リンゴジュースの棚。

付き添いの看護師さんが車いすの後ろから、

「おさとうのはいってるのは、○○さん、だめなんですよ」

と話しかけています。

おじいさんは、小さくうなずき、でもまだお店のなかをじーっとみています。

「ほうじ茶とかも、ありますよ」

看護師さんの声に、またうなずいて、そのまましばらく、時間が過ぎていきました。

その横から、診察を終えて泣きはらした男の子が母に手を引かれて入って行って、

迷わずにリンゴジュースを手に取ってレジに行き、

まだふてくされながら、頭をなでられて、出ていきました。

売店のすみに一日座っていたら、

いろーんな顔と声のなかで、人生のいろんなことが、わかるかもしれないなぁ。

そんな風に思った、おやつの時間のひとこまでした。

せんせいを、たすけてね

診察は子どもの人との共同作業です。
共同作業をするときには、お互いの仕事がわかっていると、
わたしはここに、あなたはそこに、役立っているなということがみえやすく、連携がふかまります。

最近は、もしもしのとき、洋服をまくりあげたところを、ご自分で持ってもらうようにしています。
「じゃーもしもしのあいだ、 〇〇ちゃんはここをもって、せんせいを、たすけてね」
うん、とうなずいて、協力してくれる人がほとんどです。
ご家族の方の手が出そうになったら、先にぱっと子どもの手を取って服にあて、
「おお、助かる、ありがとう」と先にほめてしまうと、養育者の方も見守ってくれます。
お子さんが少し大きくなると、背中のもしもしのときに、
気を利かせて服をひっぱったり、手を後ろに回そうとしてくれて、じーんとします。
もしもしが終わり、感謝を告げると、子どもたちはとても誇らしげに、
つぎのお口あーんにも協力してくれようとします。

受け身ではなく、自分のからだへの連続感をもちつづけながら、感謝されたり、
自己効力感を高めたりできる診察室。

子どもたちにアイデアを得ながら、協力して、つくっていきたいな。
いつも助かってるよ、本当にありがとうー！

真夜中のアンテナ

当直をしているといろんな方がいらっしゃいます。

夜中の３時に、数時間前に熱が出たのでと受診される１歳のお子さんとお父さん・お母さん。

ご両親はいまにも泣きそう。お子さんは比較的元気そう。

医療者のあいだでは、こうした場合に往々にして、
「なんで朝まで待てなかったのかな」という怒りの声が聞かれることがあります。

たしかに、適切な受診行動は大切です。
一方で、夜中にわざわざ病院に来てくださることは２つのことを伝えてくれていると感じます。

ひとつめは、その「適切な受療」について、
わたしたちはちゃんと患者さんとご家族に発信しているかということ。
病院のそとで、わたしたちが努力すべき課題を、
むしろ教えてもらってるとも考えられるんじゃないかな、と思います。
ふたつめは、調べればいろいろ情報のある現代社会で、それでも受診するのにはなにかある、ということ。
誰も夜中の３時に機嫌の悪い子どもを連れて、寒いなか、夫婦揃って、あしたも仕事があるだろうに、
病院にいじわるできたりはしないと思います。
受診した理由が、純粋にその子の医学的な重症度で解釈できるとは限りません。

夜中に、軽症でも受診される方に向けてこそ、
丁寧にアンテナをのばす必要があるとわたしは思っています。
よく聞けば「ひとり親で夜中まで働いていて、帰ってきたら熱が出ていてどうしようもなくなった」とか、
「はじめての子どもで実家も遠くて熱があるけどどこを冷やしたらいいかわからなくて、
自分ももともとパニック障害でどきどきして困っていた」、とか。

先のご家族は、夜中にきてはいけないと思っていたけれど、
解熱剤でも熱が下がらないのでこのまま熱がどんどん上がってどうかなるのではと夫婦で話し合って、
でも不安すぎて来院したそうです。

だいじょうぶですよ、と丁寧に病状の説明をして、つぎからの熱の対処法と受診の目安を伝えます。
さいごに、お子さんに、
「お父さんとお母さん、心配になっちゃった
んだって、愛されてるんだね」
とお伝えし、まだ熱いおでこに触れておしま
いにしました。

心の折れるようなこともたくさんあり、
バランスが難しいなと思う夜中の外来。
それでも、眠気に負けずにアンテナを
のばしていられたら、と思っています。

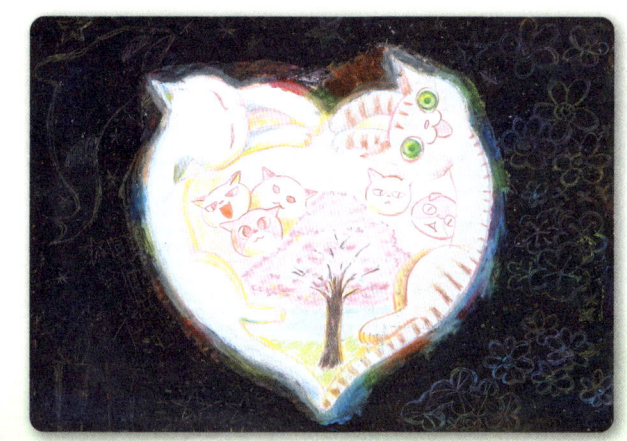

キリン

車いすをおす

看護助手さんがたくさん、働いています。
車いすの患者さんが検査に行くときに、ついていってくれたり、
お食事を手伝ってくれたり。

エレベーターの中にはいったとたんに、
あ、なんだかあたたかい空気。
おばあちゃんの患者さんと、車いすをおす看護助手さんです。
ふたりは歌うように、話しています。
「きょーうは、たーくさんあるから、わーるいねー」
「そーうですねー、ほんとうにー、けーんさにいくーのもー、ひとーしごとですねー」
「そーうだよねー、たーくさんあるーからー」
「むーりをしなーいで、たよっていいーんですよーつかれるでーしょうー」
「でーもつーいーねー、むーりをしてーしまうのーよーねー」
「そーうですねーしょうぶんといーうのが、あーりますのもーのねー」

なんだかすごく不思議な気持ちになりました。
同じように、患者さんと助手さんが院内を移動するときに、そのやりかたが、
"はこぶ"という表現が合う場合も、"お届けする"という感じの場合も、
いろいろあるなと思うのですが、
"うたうように"ふたりがいて、お世話する人とされる人、みたいな上下がほんとうに感じられず、

なんというか、ふたりとも楽器のようでした。

ひとつの名目が同じ仕事でも、立場でも、役職でも、給料でも、時間でも、資格でも。

ああこんなふうに、できるんだ、と、

エレベーターの中で、じーんとしていました。

また、逢いたいなぁ。

つぎは、声を、かけてみよう。

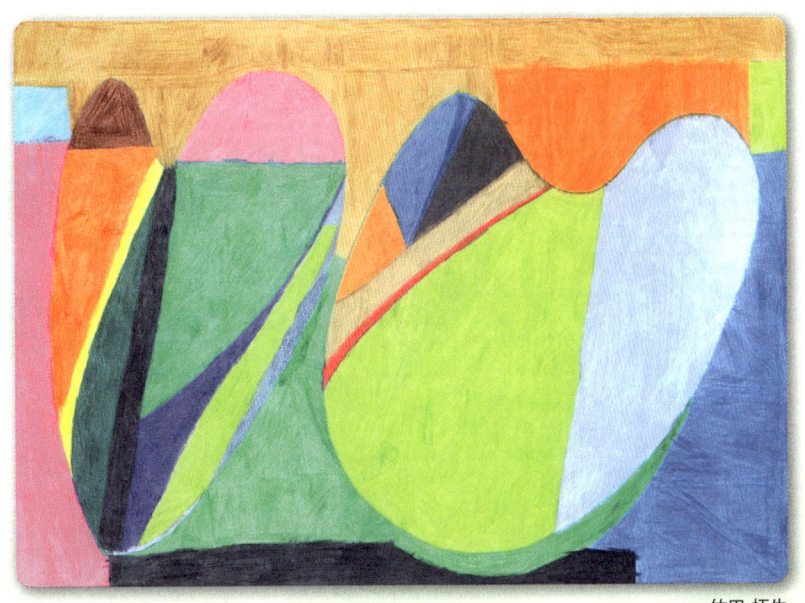

竹田 拓生

食べられるものがない

子どもたちのなかには、食べ物についていろんな悩みをもつ子どもがいます。
食物アレルギーや摂食障害。
また、感覚がとても繊細で、においや食感や色をすごく鋭く感じ取られてしまうために、
食べられるものが少ない子どももいます。

あるお子さんは、ひとりの世界にこもりがちでしたが、最近は集団で過ごすのにだいぶ慣れてきました。
感覚が敏感で、集団での給食だとにおいも味もすごく気になるので教室にいられなかったけど、
最近はにおいは許せるようになってきました。

ある日の外来。もうすぐ、学校でお泊りの会があるんです、とお母さん。
でも参加はできないかな、って。
よく聞くと、集団行動も、先生の対応もあってなんとかなりそうなのだけれど、
「ごはんがね……食べられるものがないんです」
合宿中の食事は、決まっていて、彼が食べやすいものを持っていくことが許可されなかったということです。
3日間もなにも食べないというのは、たしかに無理なこと。
アレルギーの子は持ち込みができるみたいなんだけど、せっかくにおいの壁をこえたのにね、
とお母さんは肩を落とします。
かわりに、近所に一緒に出掛けることにしたようです。
お子さんは、横でそれを聞きながら、椅子をぐるぐる回しています。
わたしから学校に相談することももちかけましたが、大丈夫、と笑いました。

子どもたちはそのままでも、成長の潜在力にあふれています。

でも、ちょっとした後押しがあると、うまくいくことや越えられることもたくさんあります。

それぞれにいろんな事情があるなかで、守るべきものはなにか。

安全と危険のはざまで、おとなにできることはなにか。

お子さんとお母さんの背中を見送りながら考えた、診察室でした。

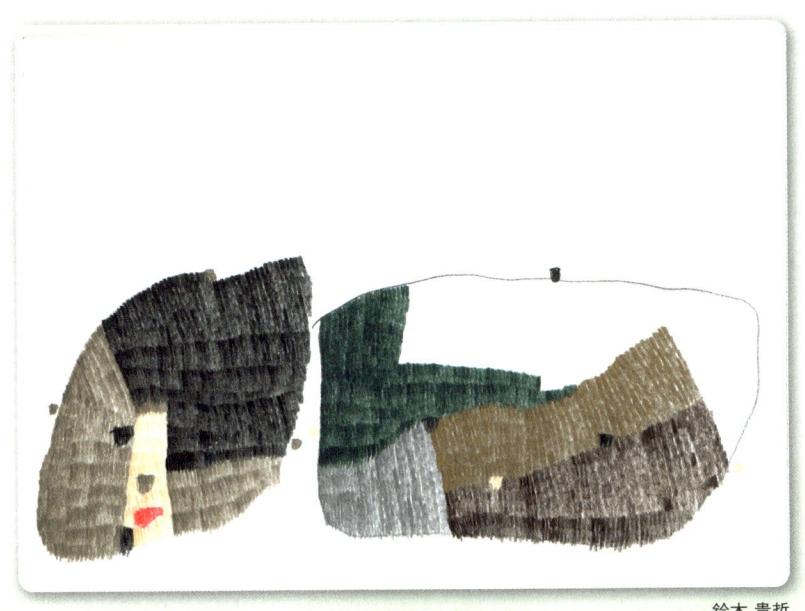

鈴木 貴哲

かむのをやめさせなきゃ……

いろんな「くせ」のあるお子さんがいらっしゃると思います。
においをかいだり、口の周りをなめたり、鼻をすすったり。

Aちゃんは、とっても好奇心旺盛でやさしい子です。
ある日お母さんから相談がありました。
手の指をがしがしと噛んでしまって、注意していちどおさまっても、
また気がついたら噛んでいて、とっても気になるとのこと。

「噛むのを何とかやめさせなきゃと思うのですが、どうしたらいいかなぁと困っていて……」

こうした「くせ」について、わたしはご家族とこんな風に考えます。
その「くせ」は、その子にとってどんな意味があり、なにを与えてくれているんだろう。
一見悪いものに見えるかもしれないけれど、
もしかしたらお子さんにとっての癒しの時間であったり、
その子なりのコーピングの方法であったりするのかもしれません。

なにか言いたいことがあるとき、緊張したとき、寝不足のとき、どんなときに多いかな？
あるいは、どんなときはやっていないかな？
その子の生活のなかでの意味という視点でみると、
むしろおとなに何かを伝えてくれるヒントになっていることもあります。

もちろん、「くせ」に付随する弊害がある場合には、対処が必要なこともあると思います。
でも、まずは、その子がそれを選んでいる理由を、いっしょに考えていきたいな。

子どもの行動を、評価の対象ではなく、だいじなサインとして受け止めるおとなでいられたら。
そうすることで、それを愛情をもって心配している周りのひとも、
ちょっとだけ楽になれるのかな、と思っています。

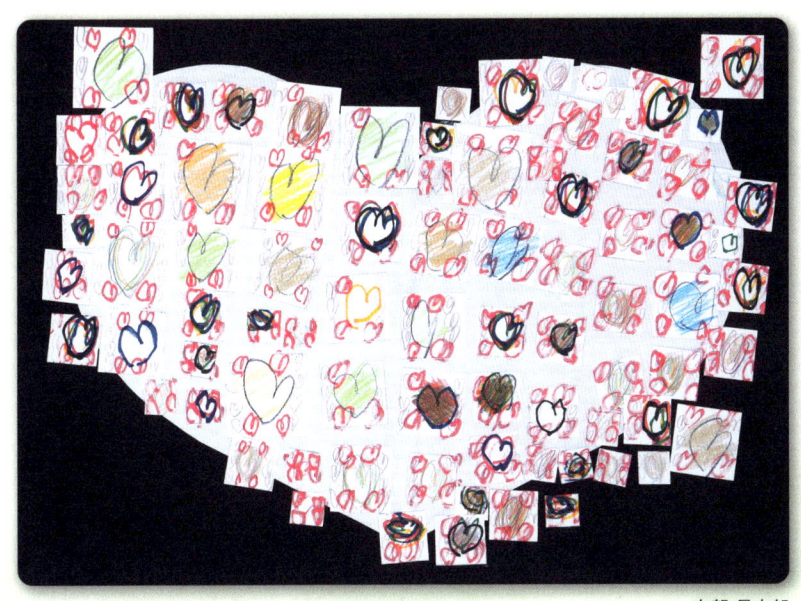

有賀 晃太郎

子どもへの声かけのコツと、声をかける前にできること

「病院を受診するときや処置を受けるとき、子どもにどんな声かけをするといいですか？」と聞かれることがあります。この質問はとても大切で、一緒に悩んでくれる人がそばにいること自体が、子どもにとって保護的な環境となると感じます。ここでは、いくつかのヒントを共有したいと思います。

まず、その子どもの年齢や発達、そして世界をどう理解しているかに応じて、今の状態やこれから起こることをわかりやすく共有することが大事です。たとえば、言葉だけでなく、写真や絵を使ったり、人形でシミュレーションをしたりすると、理解が進む子どももいます。また、特に就学前の子どもは自分の見える世界をすべて自分のことと関連づけることがあります。さまざまな医療器具を見たとき、それがすべて自分に向けられたものだと感じてパニックになることもあるので、これから「すること」と「しないこと」を、たとえ基本的な内容でも丁寧に伝えることが役立つかもしれません。あるいは、病気になったのは自分が悪いことをしたからだと思う子どももいるので、決してその子どものせいではないことを伝えることも安心につながります。そして、何度でも質問や疑問、嫌だと思う

ことを話して良いことを強調することが重要です。説明というよりは、子どもと「共有し、対話する」という姿勢が、子どもの力を支えます。

さらに、子どもが選べるようにすることも大切です。たとえば、診察室に持っていくお気に入りの人形を選んだり、注射を打つ場所を右手にするか左手にするか、注射の様子を見たいか目を閉じていたいか、説明を聞きたいか聞きたくないかなど、選択肢を提供することができます。この際、「注射してもいい？」と選べないことを質問したり、「泣かなかったらおもちゃをあげるね」といった、気持ちを押し込めてしまうような交換条件を提示するのは避けられるといいと思います。泣くことも重要な対処法の一つなので、「泣いても大丈夫。動かないのがお仕事だよ」と、泣く機会も保障することが子どもの安心につながります。

最後に、何かを与えようとする前に、まず子どもの力を信じて尋ねてみることも大事です。「つらいとき、どうしている？」あるいは「気持ちを楽にするお守りはある？」と尋ねると、子どもたちは自分にとって一番良い方法を教えてくれることがあります。子

Column 内イラスト：浅野 開陸

どもたちにとって、非日常の場面だからこそ、いつものルーチンや慣れ親しんだものが力強いパートナーになることも多いのだと、子どもの人たちから教えてもらいました。

そして実は、「声かけ」よりももっと大切なことがあります。それは、声をかける前に、立ち止まって、子どもの様子をよくみることです。つらい状況に直面するとつい、子どもに何かしてあげたい、という介入や解決策が先に浮かんでしまいますが、「いま、こわい感じがしているかな」「いまどんなことが頭に浮かんでるかな」と、その場で子どもたちと立ち止まり、子どもたちの問いやつぶやきのそばにいることこそ、子どもたちをエンパワーすることにつながります。

これらは、診察や病院に際してだけではなく、毎日の生活の中でも役に立つかもしれません。起きていることを、その子にとってわかりやすい方法で共有すること。子どもたちが選びやすい選択肢を一緒に考えること。子どもの力を信じ、その子どもが大切にしている日々の工夫を生かしやすいようにサポートすること、そして、介入や提案をする前に立ちどまり、その言語非言語の「声」にこころを寄せること。「きょうの診察室」のコラムが、みなさんの毎日にとって、小さなヒントとなったら嬉しいです。

いま、どのへんかなーって

入院している子どもたちは、病気に耐え、治療に耐え、慣れない食事に耐え、
よくなってきたら退屈や外遊びのなさに耐え、
なによりも、大好きな家族や友達にずっと逢えない孤独と不安に耐えながら、
毎日を過ごしていることも多いです。

おとなであれば病気によってはある程度、
自分の置かれた状況とその見通しを予想することができるかもしれませんが、
「いまがすべて」の段階にある子どもにとっては、
永遠に続きそうな入院の環境はさらに過酷に感じられることもあります。
だからこそ、その子どもの理解と発達の段階に応じて、
見通しを伝えることがだいじだと思っています。

あるお子さんのベッドサイドに行ったときのこと。
あれ、枕もとの壁に、手作りのカレンダーが貼ってありました。
その子の養育者の方は働いていて、面会に来られない日もあります。
カレンダーには、日付と曜日と、イベントごとにくわえて、
「あさしごと」など、養育者の方たちのご予定が書いてあります。
このカレンダーすごいね、と聞くと、
「おかあさんがつくったんだよ」とその子。
これ、あるとどんなことがいい？と聞くと、

「おかあさんがくるときがわかる。
あと、いま、どのへんかなーってわかる」

よく見るとそのカレンダーは、
わたしが入院時に説明をした、
おおまかな退院の目途の日付あたりで終わっています。
見通しを共有し、希望のかけらを伝えること。
それを目でみえるところに、いつもおいておくこと。
子どものそばで日々それを実践しているご家族に、
ほんとに頭が下がります。
"いま、わたし、どのへんかな"
おとなも子どもも、とってもだいじですね。

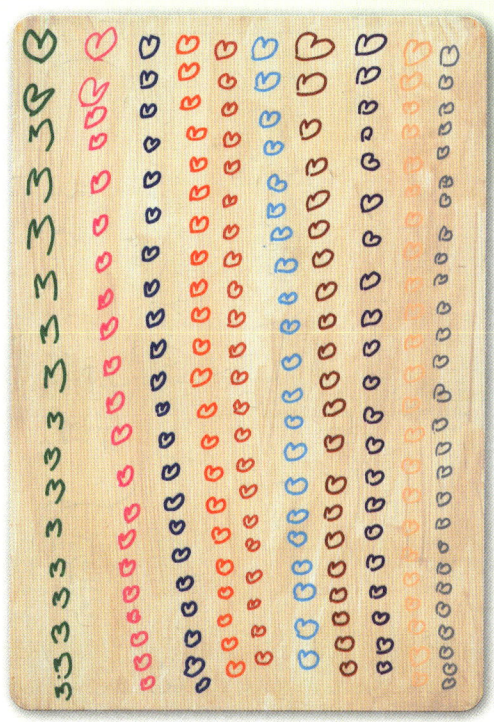

安藤 傑

「20分やすみが、
にがてなんだよね」

最近の救急外来で、ときどき逢うお子さん。

胸が痛かったり、のどが痛かったり、いろんなことで夜中にやってきます。

でも熱もなくて、診察しても大きな問題はなさそう。

最初はいろいろいわゆる治療のアドバイスなどもしていたのですが、なんどか逢ううちに、

「きょうは、からだのしんさつでは、わるいところがなさそうだよ」と、

わたしの意見もちゃんと伝えることにしました。

そうするとその子が、ふーっと息をして、なんとなく何かを切り替えているようにみえたからです。

先日も、夜中に出逢ったので、

「きょうは、からだのしんさつでは、わるいところがなさそうだよ」

と伝えます。

「うん。じゃあ、いいね」

とその子はおうちのひとをみます。

お母さんが、「学校があしたあるのもあるのかな」と。

じっとその子の言葉を待っていると、

「20分やすみが、にがてなんだよね」

と教えてくれました。

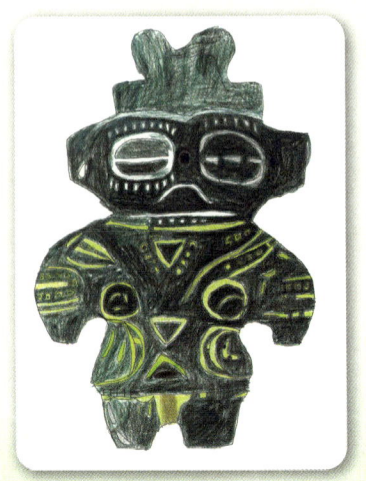

丹 宣真

20 分休み、かあ。
それはもしかしたらわたしもあんまり得意な類ではなさそう。

「いろんなとくいとにがてが、あるね。
先生はおとなだけど、5 人以上で集まって遊ぶのが、あんまりとくいじゃないよ」
と打ち明けると（その子が打ち明けてもいいよオーラを出してくれていたので）、
「わたしは 5 人はよゆーだね」
といいます。すごいな。うらやましい。
「でもいろいろ、ね」
大人っぽく肩をすくめます。ぽ、とその肩を叩いて、
「ぐあいがわるかったら、またいつでも、それを話していいんだよ」
と伝えました。

救急外来の資源の利用について言えば、いろいろな議論があるかもしれませんが、
医療は子どもや家族システムのさまざまな不調をうけとめる、
受け皿のひとつであれればいいな、と思っています。
それにしても 20 分休み、そんなものがあるとは……！
子どもたちの生活は、いろんな（わたしからみると）チャレンジの連続、なのだなあ。
すごい、すごい。みんなほんとに、すごいね。

おかあさんもおとうさんもおだいじに

冬は家族で風邪をひいたり、胃腸炎にかかったりする季節です。
子どもを連れてくるご家族も、ゴホゴホ、ズルズル。
「家族じゅう全滅です」という方もちらほら。

ほかに子どもを病院に連れてくる人が誰もいなくて、
ご家族自身の具合が悪いなかで受診をするのはとても大変だと思います。
さらに、胃腸炎で経口補水法を指導されたとしても、
「ペットボトルのふたで少しずつ 10 分おきに確認し云々……」
を、自分もげーげー吐きながら実践するのは容易ではないと思います。

救急受診の帰りぎわに、
「お母さんも大変ななか、連れてきてくれましたね、
でもご自身も、お大事にしてくださいね、無理をしないで」と伝えると、
はっという顔になり、そのあと空気が緩み、ふっと笑顔が出るご家族が結構います。
ああご家族が、自分のことを後回しにして、子どものことを心配して緊張しておられたのだなと、
感じる瞬間です。

子どもの状態はケアする人の状態によって大きく左右されます。
だから、周囲の人の健康を気にするのは大切なことです。
また、それ以上に、家族自身が「大切にされている」と感じると、

子どものこともまた大切にすることができるとわたしは信じています。
思いやりは伝播するものです。

お子さんは大切。でもあなたのことも大切。
そこに優先順位はないし、だからこそ、わたしたちがサポートします、というメッセージを、
いつも伝えられたらと思っています。

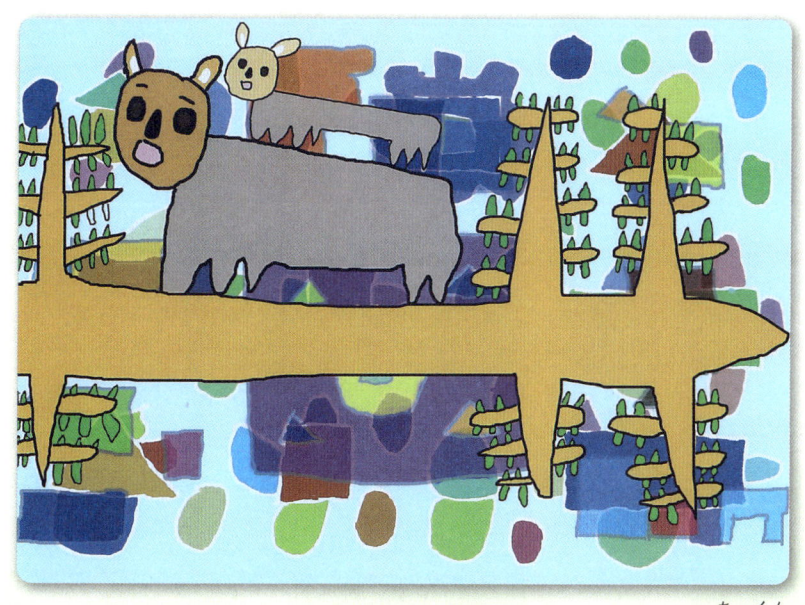

あっくん

I FEEL SO SAFE

日本語以外を母国語としている方の診療をするときにはいちおう、
日本語と英語はどちらがいいですか、とたずねるようにしています。
（わたしがもっとマルチな選択肢をご提示できたら本当はいいのですが）

ある日の救急外来にいらしたご家族。
最後の質問などを受けているときに、お母さんが言いました。
"（英語で診察をしたことについて）What can I say, well, I feel so safe today."
直訳すると、「なんというか、きょうは安心しました」ということになるのだけれど、
お母さんがいう「safe」ということばにわたしはとてもこころを動かされ、じーんとしました。
Safe は安心、とか安全、とか守られている、というニュアンスの単語です。
わたしたちが話す「言語」が、相手にとって「safe」な気持ちになれるものかどうか。
これは英語であっても、日本語であっても、同じなのかな、と思いました。
むしろわたしは医学英語がスラスラ出ていないから、平たいことばでたまたま「safe」な気持ちを共有できたけれど、
日本語で早口で難しいことを言ったら、母国語であってもぜんぜん「safe」ではないはず。

相手にとっての「言語」と、じぶんにとっての「言語」を、近づけること。
ともに共通言語を探すこと。
あらためて日々を振り返るきっかけをもらいました。

ぼくがさいしょ

退院のときには、お子さんとがんばったことのふりかえりをします。
ちっくんもがんばったね、おくちあーんも上手になったね、
じゃまな点滴さんをさわるのも少しがまんできたよね。
おうちでは、なにするんだっけ、そうだねーおくすりのもうね！たっち！
そのあとにご家族に退院に際しての説明をします。

子どもに先に説明をしないと、
ご家族がわたしと話しているあいだ、「ねーままー！」とひっぱって
ご家族の注目を取り戻そうとする子がとても多いのですが、
このように子どもと入院の経過と家での注意をふりかえってからおとなと話をすると、
その横で、ふんふんと座ってうなずきながら聞いてくれる子が多いことにおどろきます。

理解のほどはいろいろだけれど、
自分のからだの大切なことについて、家族と病院の人がしゃべっているんだな、
とわかるだけでも、子どもにとってはとても安心＋協力しなくてはと思うようです。
きょうもベッドサイドで、ご家族への説明の際にぶんぶん首をふってうなずいてくれる子がいて、
あまりにうなずくので途中でご家族と笑ってしまって説明が中断されたという笑。

まずは子どもに、自分ごととしてお伝えすること。
うまくいかないことも多々ありますが、こころがけていきたいなと思います。

「おまもりがなくても大丈夫」

休み明けって、学校に行かない・行けない・行くか行かないか
悩んでいる子どもにとっては、ちょっと重たい時期かもしれません。
だれも聞かなくても、季節が自分に問いかけているみたいで。

学校に行けたり行かなかったりするお子さんとお母さんが、
「おまもり」のため予約していた外来にきました。
おちついていて困っていなかったら、こなくてもいいですよ。
でもおまもりで、これるように、予約をしておきましょうか。
といって何ヵ月か前に予約をしておいたその日。
診察待ちの患者さん一覧にいらっしゃったので、どうだろうな、と思っていました。
でも待合室で、親子ふたりが、明るい色の服を着て、
陽に灼けて、近く同士に座っているのを見て、
あ、そうか、と思いました。
「なんにもないけど、きました。つぎのおまもりの予約はなくてもだいじょうぶです」
涙がでそうになりました。

学校がどう、とかではなくて。
わざわざ来てくれた、その気持ちに。
おまもりがあれば、大丈夫なときも。
おまもりがなくても、大丈夫なときも。

おまもりがあっても、大丈夫じゃないときも。

おまもりなんて信じられないときも。

どんな場所にいる、子どもと家族でも、わたしは愛をもって、応援したいな、と思っています。

ひとりで待つのがしんどいなら、いっしょにいたいなと思います。

みんなにそれぞれのギフトがあるのを知っているから。

わざわざほんとうに、ありがとう。

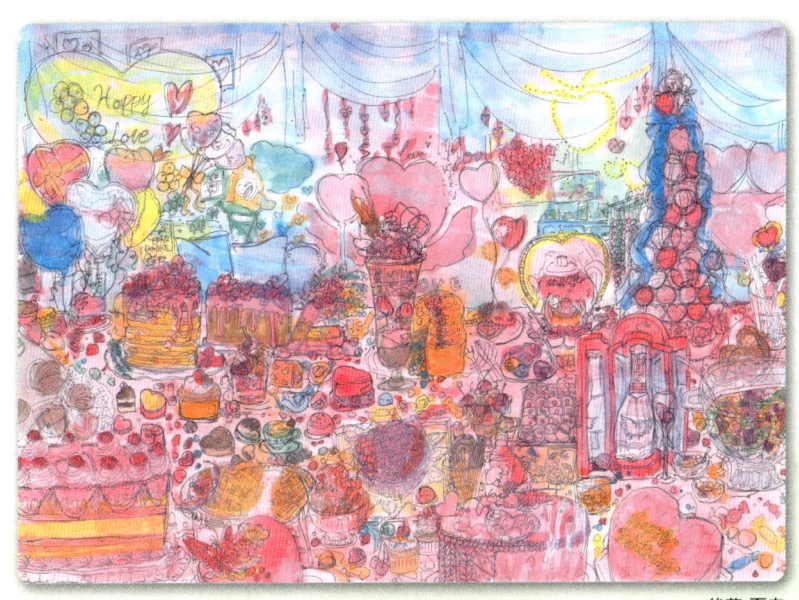

後藤 夏寿

さよならのうれしさ

きょうは、少し早く小さく産まれて、
成長と発達のフォローをしているお子さんとお母さんが外来にきました。
成長も発達もとても順調です。
一生懸命、これからお買い物にいく話をしてくれます。

お母さんに、たずねます。
「お母さん、ずいぶんいろいろあったと思うけれど、成長も発達も、いい感じですね。
定期受診、おしまいにしてもいいかな、つぎ、予約なしで、あとは困ったら相談、でもいいくらいかなと
思っていますが、お母さんはどうでしょう」

いいことだけど、ほんとはわたし自身はちょっと、寂しい気持ちもしていました。
もう一回くらい予約、とおっしゃるかしら、なんて。

でもお母さん、それを聞くなりお子さんに向きなおり、
「Ａちゃん！　おわりだって！　おわりだって！　もう来なくていいって！！」
と抱きしめます。
Ａちゃん、きょとんとしながらにっこり。

そうかぁ、と思いました。

ずーっと心配で、病院にきて、なにかを言われて、また心配で、病院にきて。

だんだん安心が増えていったって、やっぱり「ちいさくうまれた」痛みをずっと、
感じていたのかもしれません。
それからやっと開放される。

おふたりと握手をして、
さよならをしました。

医療の現場にずっといると、
ふと見えにくくなる、
病院の位置づけ。
忘れずに、
子どもと家族を応援したいなと
あらためて思いました。

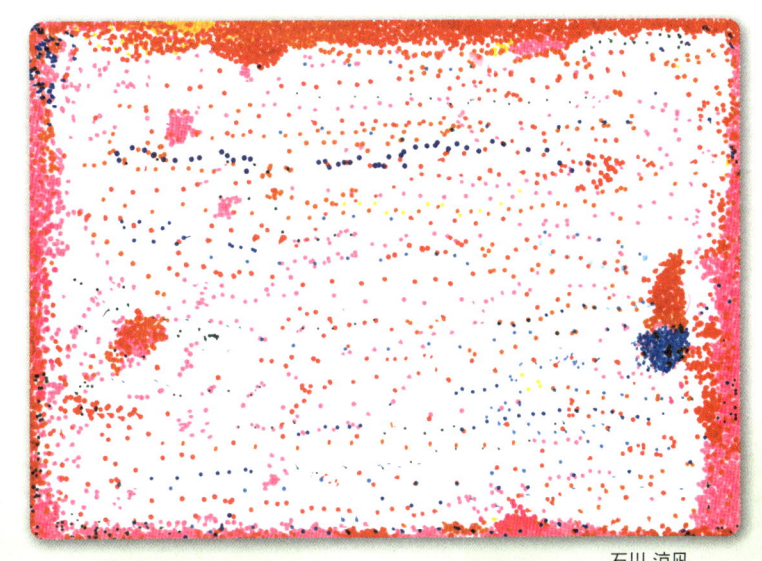

石川 涼凪

おわりに

● 子どもとの対話的な交流に満ちた世界へ

わたしは、夕焼けを見るのが好きです。

仕事帰りに電動自転車を飛ばしながら子どものお迎えに行くとき、夕焼けに包まれていると、自分が本当に小さく思えてきます。医者とか母親とか、いろいろな肩書きや役割をすべて脱ぎ捨てて、ただの「人」、あるいは、それ以前の「存在」であることを許されるような気がするのです。

だれもが、この世界で多かれ少なかれいろいろな名札をつけながら生きています。「わたしはこういう人」「あなたはこういう人」。この年齢で、こういう性格、これを信じていて、こういう職業、この病気がある、こんな傷つきがある、こういう地域出身で、たぶんこのくらいのことができる──。

でも、その名札やレッテルが、もしかしたら分断や暴力、剥奪を生んでいるのかもしれません。本当は、わたしたちは心の奥底で、だれもが「小さな、そして大切なかけら」としてつながっていることを、内なる智慧として知っているはずなのに。

子どもたちと「患者」としてではなく、ただ一人の人として対話しようとつとめるとき、あたりまえのことに、わたしは気づきます。子どもたちが「患者」である前に一人の人であるように、わたし自身もまた「医者」である前に一人の人であることに。その瞬間、患者とか医療者とか、大人とか子どもとか、そういう境界がゆったりと溶けていくような気がします。そしてわたし自身の心もまた、夕焼けに包まれるように、その内なる智慧に少しずつ正直になっていくようにも感じます。

子どもの声を聴くということは、年上の誰かが「小さな人」の話を聞いてあげようとすることでは決してありません。名札やレッテルや評価、判断を超え、生命の直感や宇宙に近い場所で、いまこの瞬間を生きている子どもたち。彼らとともに世界を見つめることは、わたしたちが育ちの過程で身につけてきた「鎧」や「メガネ」をゆっくりと外し、内なる智慧と力をまなざし、この地球にとって本当に大切なことを考える時間なのかもしれない——そんなふうに思うこともあります。

　「きょうの診察室」は、だれもの、どの日々にもあるものだと思います。少し立ち止まって、だれかの力を見つめ、耳を傾け、ともにあること。
　本書を手に取るたびに、誰かの暮らしの中にそんな時間が少しだけ生まれ、この世界が、夕焼けの空のように、豊かに彩られていきますように。

2025 年 4 月

山口有紗

著者略歴

山口有紗（やまぐちありさ）

小児科専門医・子どものこころ専門医。高校中退後、イギリスでの単身生活や国際関係学部での学びを経て医師となる。現在は子どもの虐待防止センターに所属し、地域の児童相談所などで相談業務に従事している。国立成育医療研究センター臨床研究員、こども家庭庁アドバイザー。ジョンズ・ホプキンス大学公衆衛生学修士。近著は『子どものウェルビーイングとひびきあう──権利、声、「象徴」としての子ども』（明石書店、2024）など。

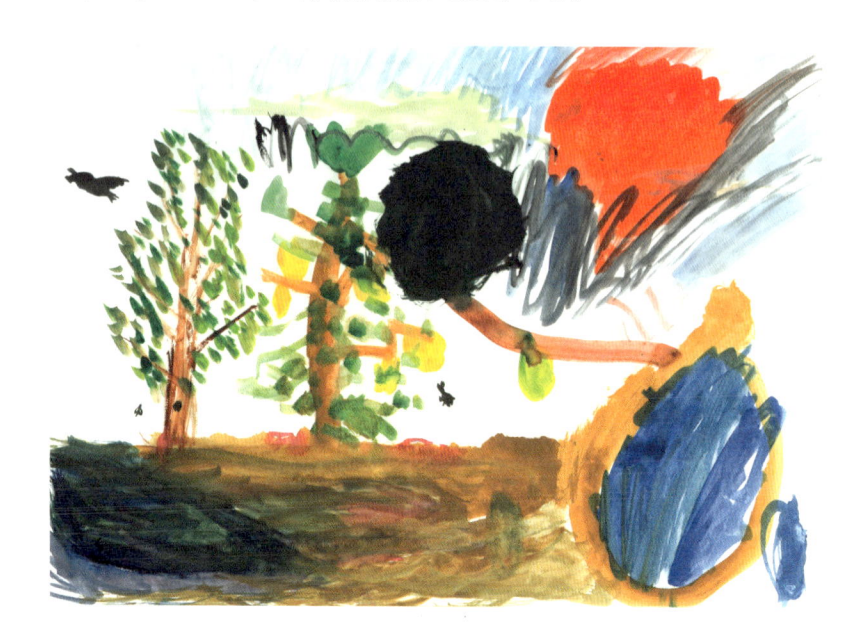

きょうの診察室
子どもたちが教えてくれたこと

2025 年 4 月 20 日　1 版 1 刷　　　　　　　　　©2025

著　者
山口有紗
<small>やまぐちありさ</small>

発行者
株式会社 南山堂　　代表者 鈴木幹太
〒113-0034　東京都文京区湯島 4-1-11
TEL 代表 03-5689-7850　　　www.nanzando.com

ISBN 978-4-525-28951-5

A 2895110101-A